Sybille Disse

Workbook Psyche

Aufgaben und Lernzielkontrollen zum Grundlagenwissen der Psychiatrie & Psychotherapie

Impressum

Workbook Psyche zur Psychiatrie & Psychotherapie

Verlag: Bookmundo   **Auflage:** 1. Auflage

Sitz des Verlages: Rotterdam   **Sprache:** Deutsch

© 2023: Sybille Disse

Ausgaben: Softcover: 978-9403695839 | Hardcover: 978-9403695853

Das Werk (einschließlich seiner Teile) ist urheberrechtlich geschützt. Jede Verwertung ist ohne Zustimmung des Verlages und der Autorin unzulässig. Dies gilt insbesondere für die elektronische oder sonstige Vervielfältigung, Übersetzung, Verbreitung und öffentliche Zugänglichmachung.

Medizinwissen mit Konzept | Sybille Disse

- Ribnitzer Str. 51 | 18181 Graal-Müritz (Ostseeheilbad)
- +49 800 0004650 (kostenfreie Servicenummer)
- info@sybille-disse.de
- https://www.sybille-disse.de/

Verantwortlich für den Inhalt:	© Sybille Disse	Graal-Müritz	https://www.sybille-disse.de/
Grafikdesigntool:	© Canva	Sydney	https://www.canva.com/
Illustration/Jacob-Zeichnungen:	© Sven Hartmann	Zürich	https://www.kater-jacob.de/
Schriften (Fonts) & Icons:	© Michel Lun	Paris	http://www.peax-webdesign.com/

Verlag: Mijnbestseller Nederland B.V. ♥ Delftestraat 33 ♥ 3013AE Rotterdam

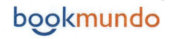

Published in Germany

Die Deutsche Nationalbibliothek verzeichnet die Titel von Sybille Disse in der Deutschen Nationalbibliografie, detaillierte bibliografische Daten sind unter https://www.dnb.de/ abrufbar.

Benutzerhinweis

Medizinische Erkenntnisse unterliegen einem steten Wandel. Herausgeberin und Autorin dieses Werkes bemühen sich intensiv, dem aktuellen Wissensstand zu entsprechen. Dies entbindet den Benutzer nicht von seiner Sorgfaltspflicht. Die Bilder im Buch wurden mit Canva bearbeitet und stammen von: https://unsplash.com/de

VORKURS 1: Kurskonzept

Amuse-Gueule

Vorkurs 1	1	Kurskonzept	Struktur, Kreativität & Merkhilfen
Vorkurs 2	2	Therapeutische Grundhaltung	Basisvariablen
Vorkurs 3	3	Lernstrategie	Individueller Lernplan

Vorspeisen

Lektion 1	1	Grundbegriffe	Erleben & Verhalten
Lektion 2	2	Psychotherapie	Behandlung der Seele
Lektion 3	3	Diagnostik I	Psychische Untersuchung
Lektion 4	4	Diagnostik II	Körperliche Untersuchung
Lektion 5	5	Diagnostik III	Klassifikationen

Hauptgerichte

Lektion 6	1	Organische, einschließlich symptomatischer psychischer Störungen
Lektion 7	2	Psychische und Verhaltensstörungen durch psychotrope Substanzen
Lektion 8	3	Schizophrenie, schizotype und wahnhafte Störungen
Lektion 9	4	Affektive Störungen
Lektion 10	5	Neurotische, Belastungs- und somatoforme Störungen
Lektion 11	6	Verhaltensauffälligkeiten mit körperlichen Störungen und Faktoren
Lektion 12	7	Persönlichkeits- und Verhaltensstörungen
Lektion 13	8	Intelligenzstörung
Lektion 14	9	Entwicklungsstörungen

Lektion 15	10	Verhaltens- und emotionale Störungen mit Beginn in der Kindheit und Jugend

NACHSPEISEN

Lektion 16	1	Psychiatrische Notfälle	Akutsituationen & Krisen
Lektion 17	2	Differenzialdiagnosen	Abgrenzung der Diagnosen
Lektion 18	3	Psychopharmaka	Medikamente
Lektion 19	4	Therapieverfahren	Gespräche & Übungen
Lektion 20	5	Berufsbild & Gesetze	Rechtlicher Rahmen

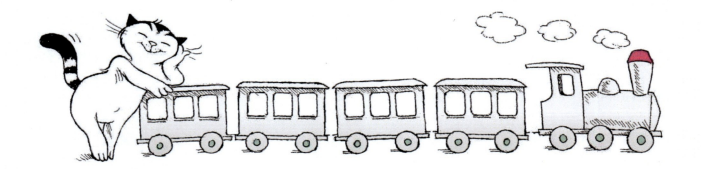

IHRE AUFGABE

Erstellen Sie bitte eine **kreative Übersicht** des Lernmenüs.

Nutzen Sie dafür **Stifte und Papier** oder probieren Sie es digital.

Hier einige **Ideen** für die Darstellung:

- Baum
- Buffet
- Reise
- Weg

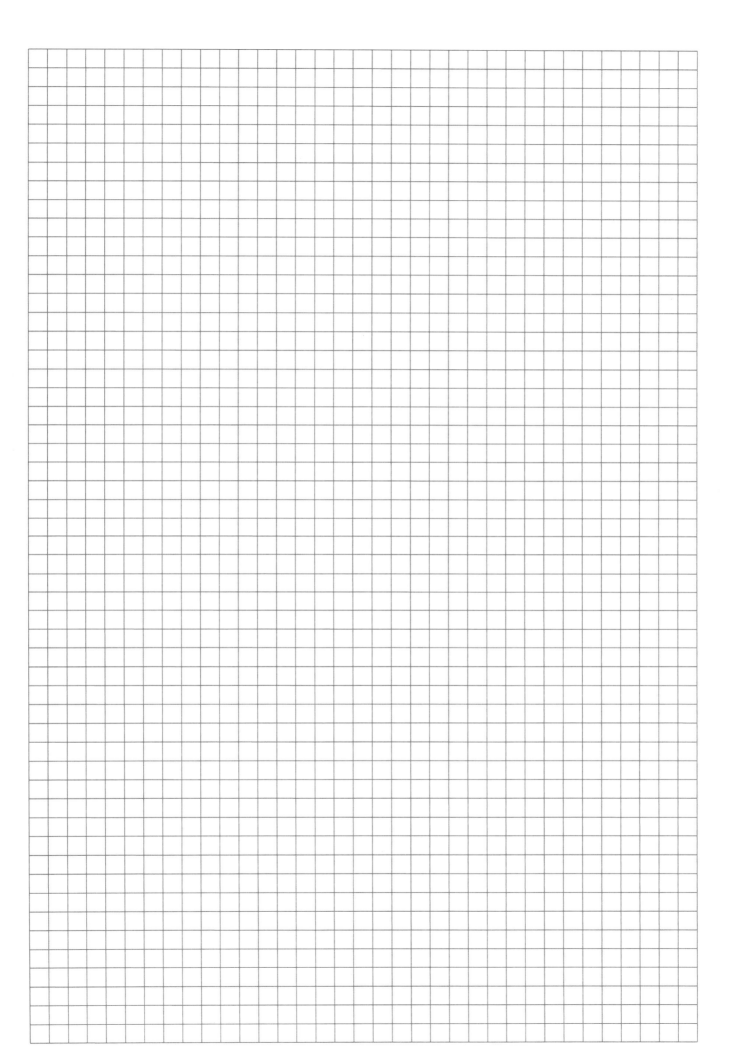

WORKBOOK Psyche zum Psychiatrie & Psychotherapie Grundlagenwissen

VORKURS 2: Therapeutische Haltung

Stellen Sie sich zu Beginn des Kurses einmal die folgenden Fragen[1]:

Warum möchten Sie Therapeut:in werden?

....
....
....

Was müsste passieren? Woran würden Sie es merken?

....
....
....
....

Was sind Ihre grössten Sorgen in Bezug auf die Vorbereitung?

....
....
....
....

Was könnte eine vorbeugende Lösung dafür sein?

....
....
....
....

---

[1] Wenn Sie mögen, schreiben Sie Ihre Antwort in die Kommentarfunktion und tauschen sich hierzu mit anderen Lernenden in der Community zum Kurs aus.

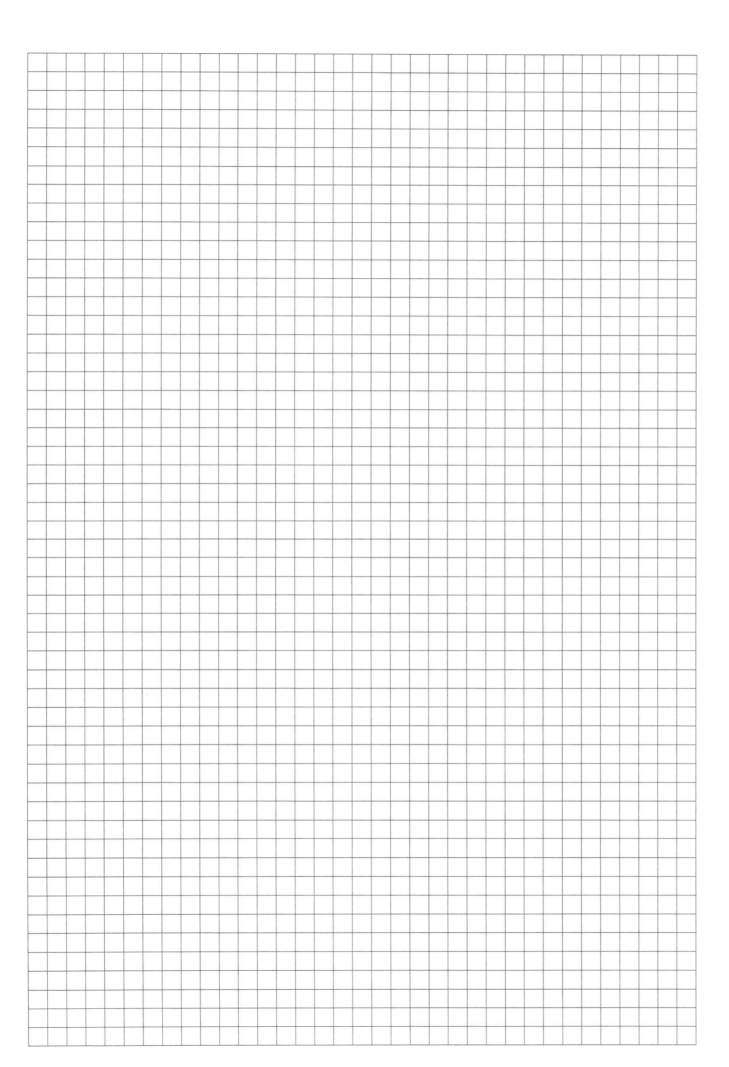

WORKBOOK Psyche zum Psychiatrie & Psychotherapie Grundlagenwissen

Vorkurs 3: Lernstrategie

Wie organisieren Sie sich, Ihr Leben und das Lernen optimal? Ziele des Grundlagenkurses sind in der Regel eine schriftliche und mündliche Überprüfung. Stellen Sie sich vor, es sind nur noch 3 Tage bis zur Überprüfung! Was ist Ihrer Meinung nach am wichtigsten, um die Prüfung erfolgreich zu meistern?

Was können Sie schon jetzt tun?

1. Wie können Sie Ihr Lernen von Anfang an effektiv gestalten?

....
....
....
....

2. Was können Sie tun, um bei dem umfangreichen Lernstoff gut mitzukommen?

....
....
....
....

3. Wie können Sie mit Prüfungsangst umgehen?

....
....
....
....

4. Was können Sie tun, um alles Wichtige zu verstehen und im Gedächtnis zu speichern?

....
....
....
....

Was ist noch zu tun?

Nun heißt es für Sie erst mal, die Rahmenbedingungen für das optimale Lernen zu gestalten!

Was fehlt Ihnen noch dazu? ....

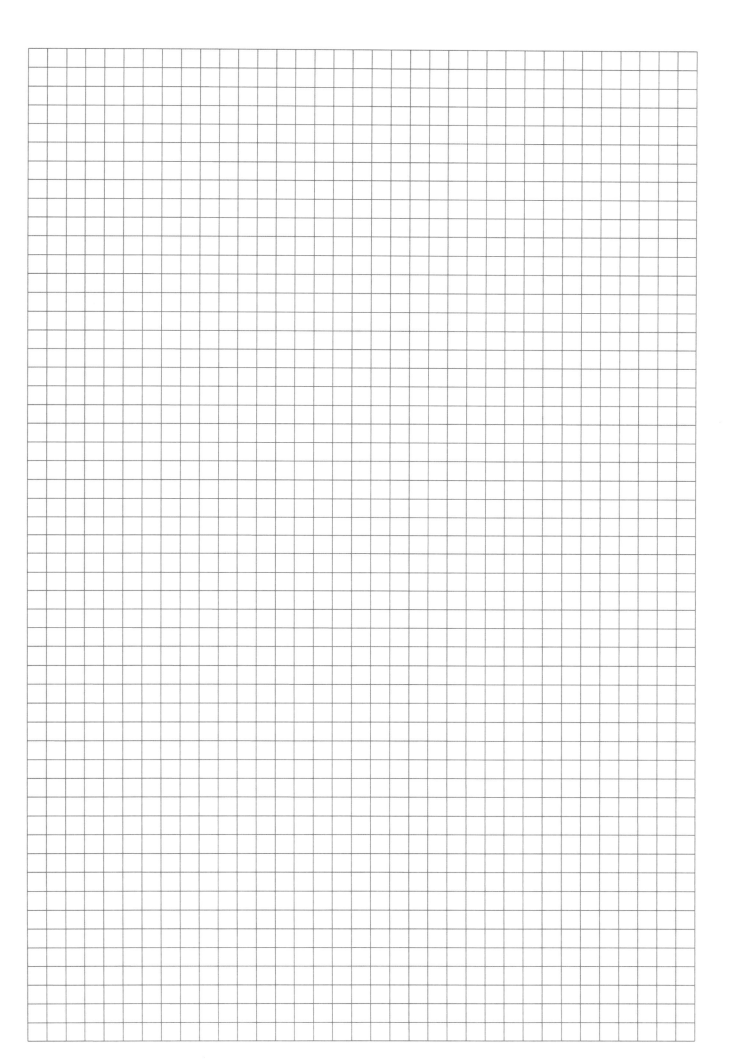

WORKBOOK Psyche zum Psychiatrie & Psychotherapie Grundlagenwissen

LEKTION 01: GRUNDBEGRIFFE

ERLEBEN & VERHALTEN

PSYCHOLOGIE ....

....

PSYCHIATRIE ....

....

PSYCHOPATHOLOGIE ....

....

PSYCHOTHERAPIE ....

....

PSYCHOSOMATIK ....

....

PSYCHOPHARMAKA ....

NEUROLOGIE ....

EPIDEMIOLOGIE ....

ÄTIOLOGIE ....

GESUNDHEIT ....

IHRE AUFGABE

Beschreiben Sie bitte alle Fachbegriffe **mit eigenen Worten**.

Erstellen Sie danach eine **grafische Übersicht** auf der kommenden Seite!

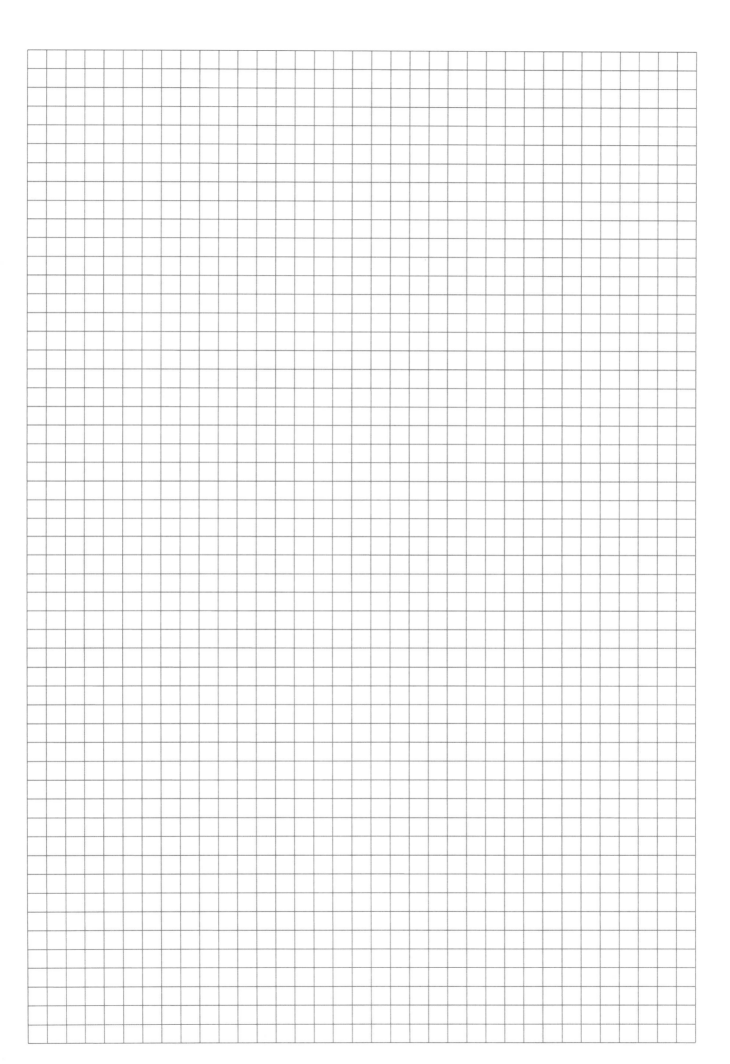

WORKBOOK Psyche zum Psychiatrie & Psychotherapie Grundlagenwissen

Lernstandscheck 01

Im Folgenden finden Sie unseren 1. Lernstandscheck. Die Idee dahinter ist, dass Sie sich (als kleine Wiederholung und Überprüfung) zeitnah nochmals mit dem jeweiligen Lernkapitel beschäftigen. Und so einfach gehts: Schauen Sie sich den jeweiligen Begriff bzw. die Begriffe an. Überlegen Sie im Kopf, was Ihnen das zum jetzigen Zeitpunkt schon sagt. Kennzeichnen Sie dann nach dem folgenden System:

1. Falls Ihnen der Begriff **noch völlig fremd** vorkommt (obwohl Sie das Kapitel schon gelesen und gelernt haben), markieren Sie den roten Ring (z. B. ankreuzen) und arbeiten ihn bitte später nach.

    💡 ROT steht für: «Geht noch gar nicht!».

2. Falls Sie mit dem Begriff **schon etwas anfangen** können, es aber noch als ein wenig dünn empfinden, markieren Sie den gelben Ring und setzen das Thema auf die Wiederholungsliste.

    💡 GELB steht für: «Könnte noch besser sein!»

3. Falls Ihnen der Begriff **schon geläufig** ist (Sie haben vielleicht sogar schon eine griffige Definition im Kopf), markieren Sie bitte den grünen Ring und freuen sich einfach darüber.

    💡 GRÜN steht für: «Läuft bei mir!»

1.1	1.2	1.3	1.4	1.5	1.6	1.7
○○○	○○○	○○○	○○○	○○○	○○○	○○○
Psychologie	Psychiatrie	Kinder- & Jugend-psychiatrie	Forensische Psychiatrie	Psycho-pathologie	Psychotherapie	Psychosomatik

1.8	1.9	1.10	1.11	1.12	1.13	1.14
○○○	○○○	○○○	○○○	○○○	○○○	○○○
Neurologie	Psychopharma-kologie	Psychopharma-kotherapie	Sozial-psychiatrie	Psychosoziale Therapie	Epidemiologie	Inzidenz Prävalenz Letalität Mortalität

1.15	1.16
○○○	○○○
Ätiologie	Gesundheit

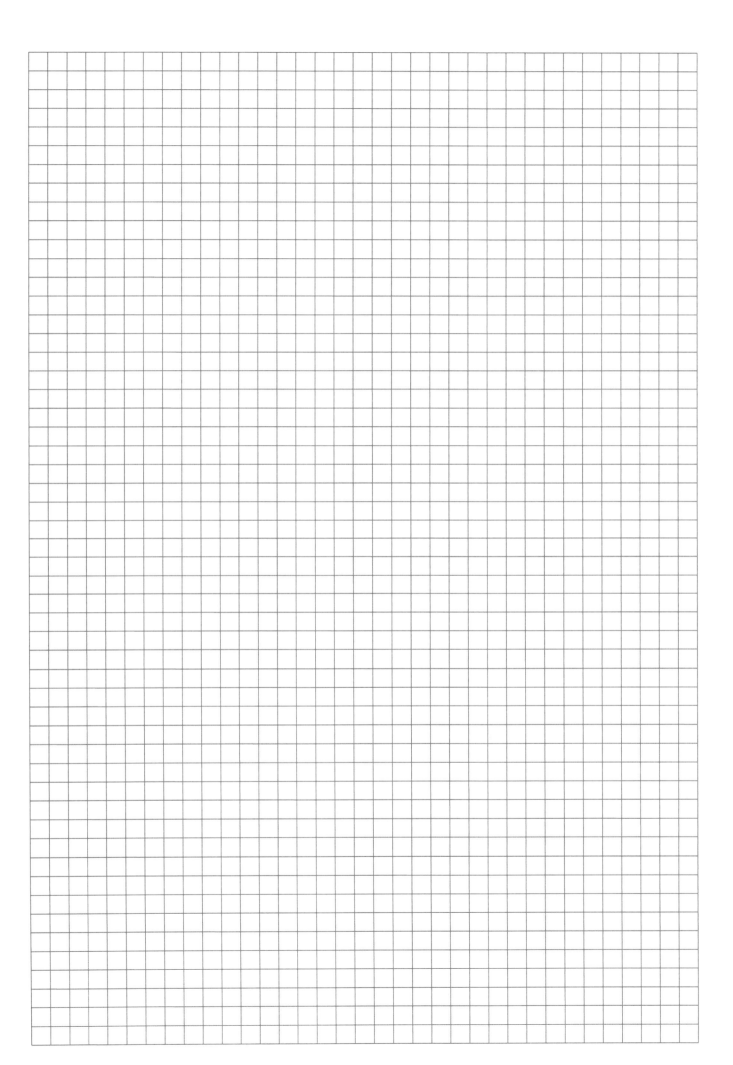

WORKBOOK Psyche zum Psychiatrie & Psychotherapie Grundlagenwissen

LEKTION 02: PSYCHOTHERAPIE

MEDIZINISCHE TERMINOLOGIE

Bitte versuchen Sie in einem ersten Schritt, eine gute **Definition für die Fachbegriffe** zu finden. Ideal ist immer eine Beschreibung mit eigenen Worten. Sie werden sich diese am besten einprägen können! Probieren Sie dann in einem zweiten Schritt, ein knackiges **Beispiel für jeden Begriff** zu finden (wenn möglich). Eine anschließende grafische Darstellung ist optional möglich.

> HIER EIN VORSCHLAG:
>
> PATIENT: Person die Krankheitssymptome aufweist und eine Einrichtung im Gesundheitswesen konsultiert.
>
> 💭 BEISPIEL: In die Praxis für Psychotherapie kommt ein Patient mit sozialen Ängsten.

PATIENT: ....

💭 ....

KRANKHEIT: ....

💭 ....

PSYCHE: ....

💭 ....

THERAPIE: ....

💭 ....

ICD: ....

💭 ....

DIAGNOSE: ....

💭 ....

BESCHWERDEN: ....

WORKBOOK Psyche zum Psychiatrie & Psychotherapie Grundlagenwissen

💭 ....

Symptom: ....

💭 ....

Syndrom: ....

💭 ....

Leitsymptom: ....

💭 ....

Trias: ....

💭 ....

Anamnese: ....

💭 ....

Psychopathologischer Befund: ....

💭 ....

Testpsychologie: ....

💭 ....

Verdachtsdiagnose: ....

💭 ....

Ausschlussdiagnose: ....

💭 ....

Arbeitsdiagnose: ....

💭 ....

Apparative Untersuchungen: ....

WORKBOOK Psyche zum Psychiatrie & Psychotherapie Grundlagenwissen

💭 ....

AUFKLÄRUNGSPFLICHT: ....

💭 ....

ORGANISCHE ABKLÄRUNG: ....

💭 ....

DIFFERENZIALDIAGNOSE: ....

💭 ....

GESICHERTE DIAGNOSE: ....

💭 ....

KOMORBIDITÄTEN: ....

💭 ....

PRODROM: ....

💭 ....

IHRE AUFGABE

Beschreiben Sie bitte alle Fachbegriffe **mit eigenen Worten**.

Finden Sie zudem **Beispiele**, wann immer möglich.

Erstellen Sie ggf. eine **grafische Übersicht** auf der kommenden Seite!

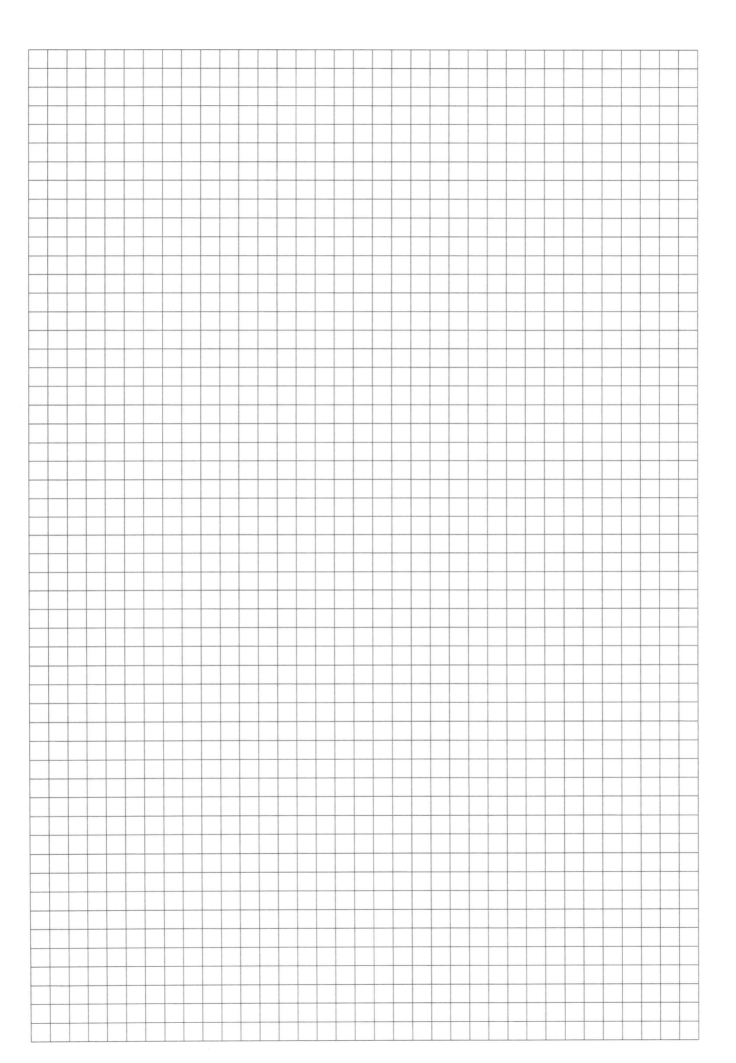

WORKBOOK Psyche zum Psychiatrie & Psychotherapie Grundlagenwissen

Lernstandscheck 02

2.1	2.2	2.3	2.4	2.5	2.6	2.7
○○○	○○○	○○○	○○○	○○○	○○○	○○○
Psychotherapie	Gegenstand der Psychotherapie	Laienpsychologie	Patient	Krankenrolle	Krankheit	Psyche
2.8	2.9	2.10	2.11	2.12	2.13	2.14
○○○	○○○	○○○	○○○	○○○	○○○	○○○
Therapieziele	Berufsbild	APT/O-Schema	ICD-10	akut chronisch	Diagnose	Beschwerden
2.15	2.16	2.17	2.18	2.19	2.20	2.21
○○○	○○○	○○○	○○○	○○○	○○○	○○○
Symptom	Syndrom	Leitsymptom	Trias	Psychiatrische Diagnostik	Anamnese	Psychopathologischer Befund
2.22	2.23	2.24	2.25	2.26	2.27	2.28
○○○	○○○	○○○	○○○	○○○	○○○	○○○
Testpsychologie	Verdachtsdiagnose (V)	Ausschlussdiagnose (A)	Arbeitsdiagnose	Apparative Untersuchungen	Notfälle	Aufklärungspflicht
2.29	2.30	2.31	2.32	2.33	2.34	
○○○	○○○	○○○	○○○	○○○	○○○	
Therapiestrategien	Organische Abklärung	Differenzialdiagnose (DD)	Gesicherte Diagnose (G)	Psychiatrische Diagnostik	Prodrom	

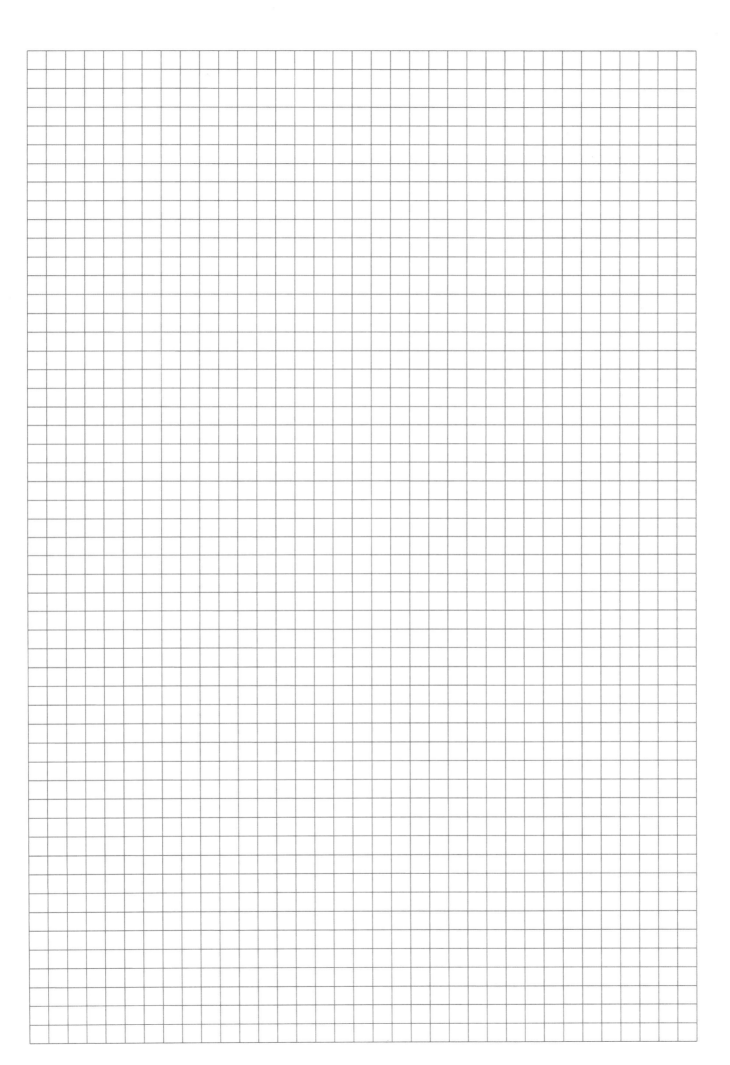

LEKTION 03: WEG ZUR DIAGNOSE

APTO = ANAMNESE, PSYCHOPATHOLOGIE, TESTPSYCHOLOGIE + ORGANISCHE ABKLÄRUNG

Was beinhalten die 12 Funktionsbereiche nach AMDP?

1. BEWUSSTSEINSSTÖRUNGEN = _____
2. ORIENTIERUNGSSTÖRUNGEN = _____
3. AUFMERKSAMKEITS-/ GEDÄCHTNISSTÖRUNGEN = _____
4. FORMALE DENKSTÖRUNGEN = _____
5. BEFÜRCHTUNGEN & ZWÄNGE = _____
6. WAHN = _____
7. SINNESTÄUSCHUNGEN = _____
8. ICH-STÖRUNGEN = _____
9. STÖRUNGEN DER AFFEKTIVITÄT = _____
10. ANTRIEBS-/ PSYCHOMOTORISCHE STÖRUNGEN = _____
11. CIRCADIANE BESONDERHEITEN = _____
12. ANDERE STÖRUNGEN = _____

Musterlösung:

1. BEWUSSTSEINSSTÖRUNGEN → Abbau bzw. Zerfall des Bewusstseins
2. ORIENTIERUNGSSTÖRUNGEN → Bescheidwissen über Zeit, Ort, Situation und Person
3. AUFMERKSAMKEITS-/ GEDÄCHTNISSTÖRUNGEN → kognitive Beeinträchtigungen
4. FORMALE DENKSTÖRUNGEN → Veränderungen in Denkgeschwindigkeit, -zusammenhang und -schlüssigkeit
5. BEFÜRCHTUNGEN & ZWÄNGE → ängstliches Erleben liegt zugrunde
6. WAHN → unkorrigierbare, falsche Beurteilung der Realität mit subjektiver Gewissheit
7. SINNESTÄUSCHUNGEN → Wahrnehmungsstörungen wie Illusionen, Halluzinationen, Pseudohalluzinationen
8. ICH-STÖRUNGEN → Störungen der Ich-Umwelt-Grenze oder des personalen Einheitserlebens
9. STÖRUNGEN DER AFFEKTIVITÄT → Störungen der Gefühle, der Stimmung, der Emotionalität oder der Befindlichkeit
10. ANTRIEBS-/ PSYCHOMOTORISCHE STÖRUNGEN → Aktivitätsniveau und Psychomotorik
11. CIRCADIANE BESONDERHEITEN → Schwankungen der Symptomatik während 24-Stunden-Perioden
12. ANDERE STÖRUNGEN → Merkmale, die den anderen Merkmalsbereichen nicht eindeutig zugeordnet werden können, jedoch klinisch relevant sind.

Lernstandscheck 03a

3.1	3.2	3.3	3.4	3.5	3.6	3.7
○○○	○○○	○○○	○○○	○○○	○○○	○○○
physiologisch pathologisch	direkte & indirekte Phänomene	Elementarfunktionen	12 Funktionsbereiche nach AMDP	Weg zur Diagnose (Wiederholung)	Klinische Psychologie	Erstgespräch
3.8	3.9	3.10	3.11	3.12	3.13	3.14
○○○	○○○	○○○	○○○	○○○	○○○	○○○
Eigenanamnese Fremdanamnese	Sexualanamnese	Untersuchungsmethoden	Testpsychologische Verfahren	Standardisierte Untersuchungsverfahren	Schweigepflicht	Therapeutische Grundhaltung
3.15	3.16	3.17	3.18	3.19		
○○○	○○○	○○○	○○○	○○○		
Soziodemografische Daten	Krankheitsanamnese	Familienanamnese	Biografie & aktuelle Situation	Grundbedürfnisse nach Grawe		

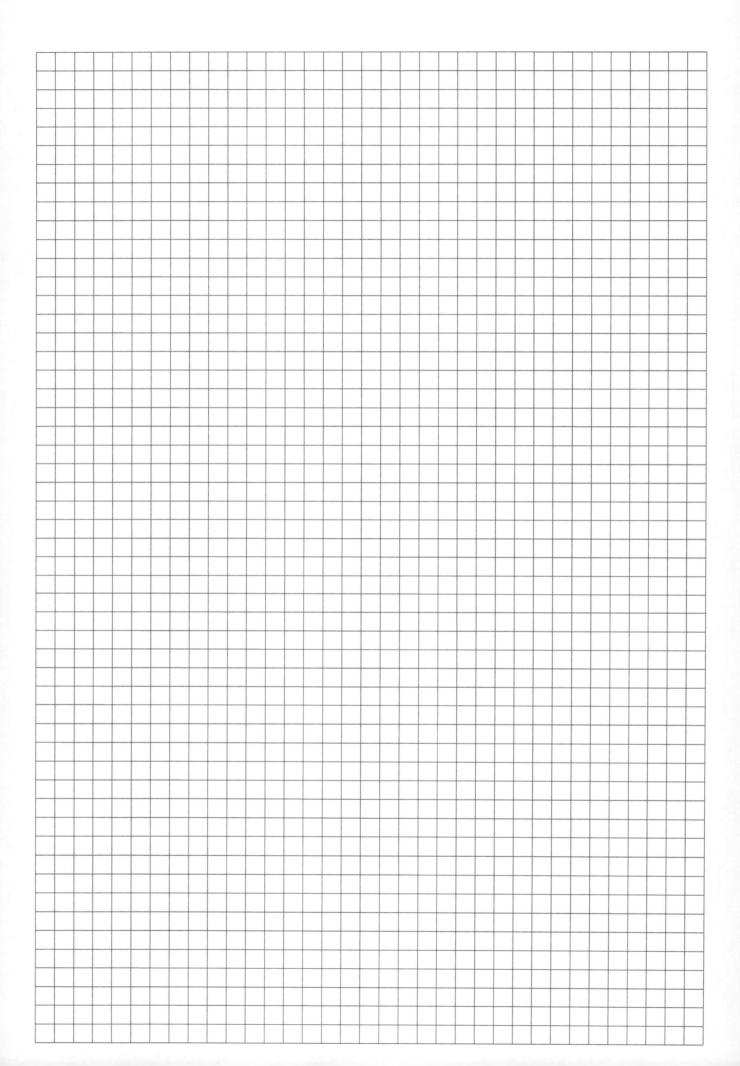

WORKBOOK Psyche zum Psychiatrie & Psychotherapie Grundlagenwissen

LEKTION 3: DER WEG ZUR DIAGNOSE

ABSCHLUSSAUFGABE

Herzlichen Glückwunsch! Sie haben das Kapitel «Der Weg zur Diagnose» erfolgreich abgeschlossen. Sie haben viel gelernt und können nun verschiedene Untersuchungsinstrumente gezielt und kompetent einsetzen, um eine fundierte Diagnose zu stellen. Das ist eine tolle Leistung!

Um diese Fähigkeit weiter zu festigen und zu vertiefen, haben wir eine spannende und unterhaltsame Lernaufgabe für Sie vorbereitet. Sie werden sich spielerisch mit psychopathologischen Symptomen auseinandersetzen und dabei Ihr Wissen testen und erweitern. Laden Sie dazu unser Lernmemory aus dem Shop herunter, das wir speziell für diesen Kurs entwickelt haben. Sie können es an Ihre Bedürfnisse anpassen und individuell gestalten. Viel Spaß beim Spielen!

Aber das ist noch nicht alles! Wir haben noch eine kreative Idee für Sie, wie Sie Ihren Lernprozess noch effektiver und interessanter gestalten können. Kaufen Sie sich einen "Werkzeugkoffer". Das kann ein richtiger Werkzeugkoffer aus dem Baumarkt sein (vielleicht haben Sie ja schon einen). Alternativ und billiger ist ein Schuhkarton oder eine Plastikbox. Entscheiden Sie selbst, was Ihnen am besten gefällt! Basteln Sie das Lernmemory nach der Anleitung und mit den Vorlagen aus unserem Shop. Packen Sie es dann in Ihren Werkzeugkoffer und üben Sie von nun an täglich! So haben Sie alles immer griffbereit und können Ihr Wissen jederzeit auffrischen.

Ich freue mich über Ihre Fortschritte und wünsche Ihnen einen erfolgreichen Lerntag. Denken Sie auch an Ihre körperliche Gesundheit und planen Sie eine sportliche Aktivität ein. Ob Radfahren, Walken, Laufen oder Schwimmen - tun Sie etwas, das Ihnen Spaß macht und den Kopf frei macht!

Herzlichst, Ihre Sybille Disse

IHRE AUFGABE

Basteln Sie sich das Lernspiel zur Psychopathologie!

Erstellen Sie danach eine **grafische Übersicht** auf der kommenden Seite!

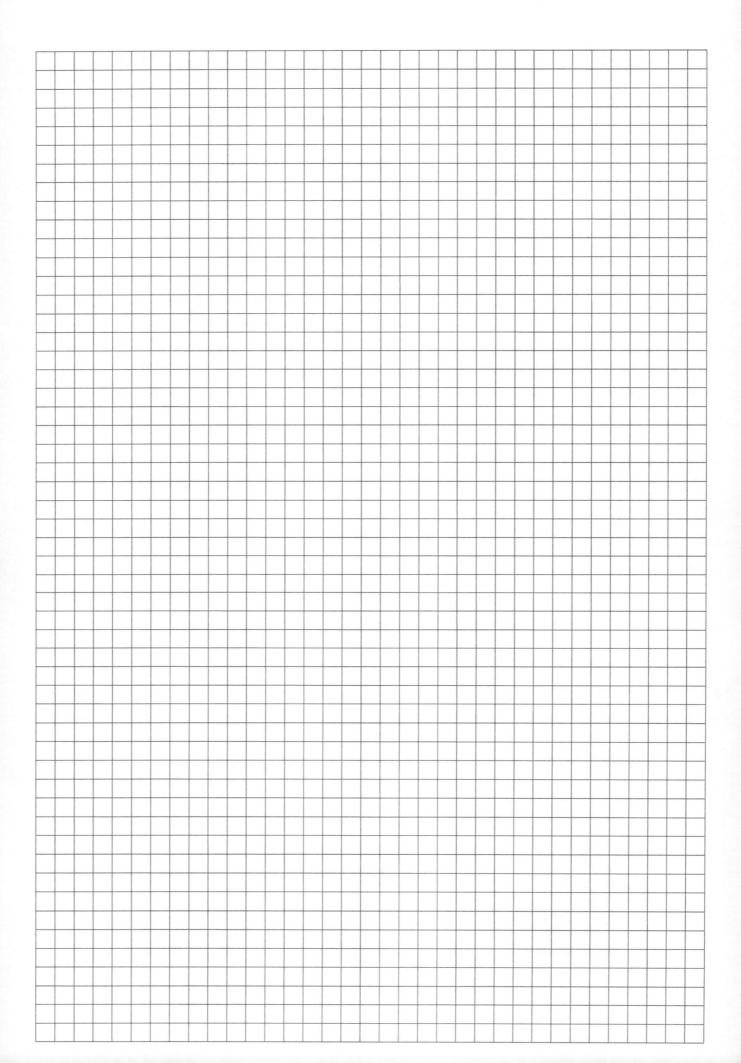

WORKBOOK Psyche zum Psychiatrie & Psychotherapie Grundlagenwissen

Lernstandscheck 03b

3.20	3.21	3.22	3.23	3.24	3.25	3.26
○○○	○○○	○○○	○○○	○○○	○○○	○○○
01 Bewusstseinsstörungen	Unterscheidung der Bewusstseinsstörungen	Quantitative Bewusstseinsstörungen	Qualitative Bewusstseinsstörungen	02 Orientierungsstörungen	03 Aufmerksamkeit & Gedächtnis	3 Kategorien Gedächtnis
3.27	3.28	3.29	3.30	3.31	3.32	3.33
○○○	○○○	○○○	○○○	○○○	○○○	○○○
Aufmerksamkeit/ Gedächtnis	Aufmerksamkeit/ Gedächtnis	Denken	04 Formale Denkstörungen	Formale Denkstörungen AMDP	Störungen der Assoziation	Befürchtungen & Ängste
3.34	3.35	3.36	3.37	3.38	3.39	3.40
○○○	○○○	○○○	○○○	○○○	○○○	○○○
Phobien	Zwänge	05 Befürchtungen & Zwänge	Inhaltliche Denkstörung	06 Wahn	Wahnkriterien nach Jaspers (3)	Paranoia
3.41	3.42	3.43	3.44	3.45	3.46	3.47
○○○	○○○	○○○	○○○	○○○	○○○	○○○
Wahn AMDP	Wahnformen Wahninhalte AMDP	Wahnthemen	Wahrnehmung	07 Störungen der Wahrnehmung	Sinnestäuschungen Differenzierung	Halluzinationen
3.48	3.49	3.50	3.51	3.52	3.53	3.54
○○○	○○○	○○○	○○○	○○○	○○○	○○○
Quantitative & Qualitative W.	Sinnestäuschungen AMDP	08 Ich-Störungen	Ich-Störungen AMDP	09 Affektive Störungen	Gefühlsverarmung	Schizophrene Verstimmung

Lernstandscheck 03c

3.55	3.56	3.57	3.58	3.59	3.60	3.61
○○○	○○○	○○○	○○○	○○○	○○○	○○○
Affekte (Differenzierung)	Pathologische Affektqualitäten	Störungen der Affektmodulation	Affektive Störungen AMDP	10 Antrieb & Psychomotorik	Antriebs- & psychomotorische Störungen	Antriebs- & psy. Störungen AMDP
3.62	3.63	3.64	3.65	3.66	3.67	3.68
○○○	○○○	○○○	○○○	○○○	○○○	○○○
11 Circadiane Besonderheiten	12 Andere Störungen	Somatischer Befund	Klassifikationssysteme	Triadisches System der Psychiatrie	Neurose Psychose	Entstehung von Neurosen
3.69	3.70	3.71	3.72	3.73	3.74	3.75
○○○	○○○	○○○	○○○	○○○	○○○	○○○
Auslöser einer Neurose	Neurosen Unterteilung	Neurosenlehre Freud	Psychosen	Psychosen Unterteilung	Endogene Psychosen	Exogene Psychosen
3.76	3.77	3.78	3.79	3.80	3.81	3.82
○○○	○○○	○○○	○○○	○○○	○○○	○○○
Organische psychische Störungen	Somatische Psychosen	OPS	HOPS	Somatogene Psychosen	Funktionspsychosen	Ursachen von Psychosen
3.83	3.84	3.85	3.86	3.87	3.88	3.89
○○○	○○○	○○○	○○○	○○○	○○○	○○○
Akute organische Psychosen	Akute o. Psychosen Differenzierun	Chronische organische Psychosen	Demenz	Pseudoneurasthenisches Synrom	Organische Wesensveränderungen	Organisches Psychosyndrom bei Kindern

Lernstandscheck 03d

3.90	3.91	3.92	3.93	3.94	3.95	3.96
○○○	○○○	○○○	○○○	○○○	○○○	○○○
Frühkindliche Hirnschädigung	Klassifikations-systeme	Ziele der Klassifikation	DSM-5	ICD-10	Gemeinsam-keiten DSM-5 und ICD-10	Kategorialer & dimensionaler Ansatz

3.62	3.63
○○○	○○○
Unterschiede DSM & ICD	Zukunft DSM & ICD

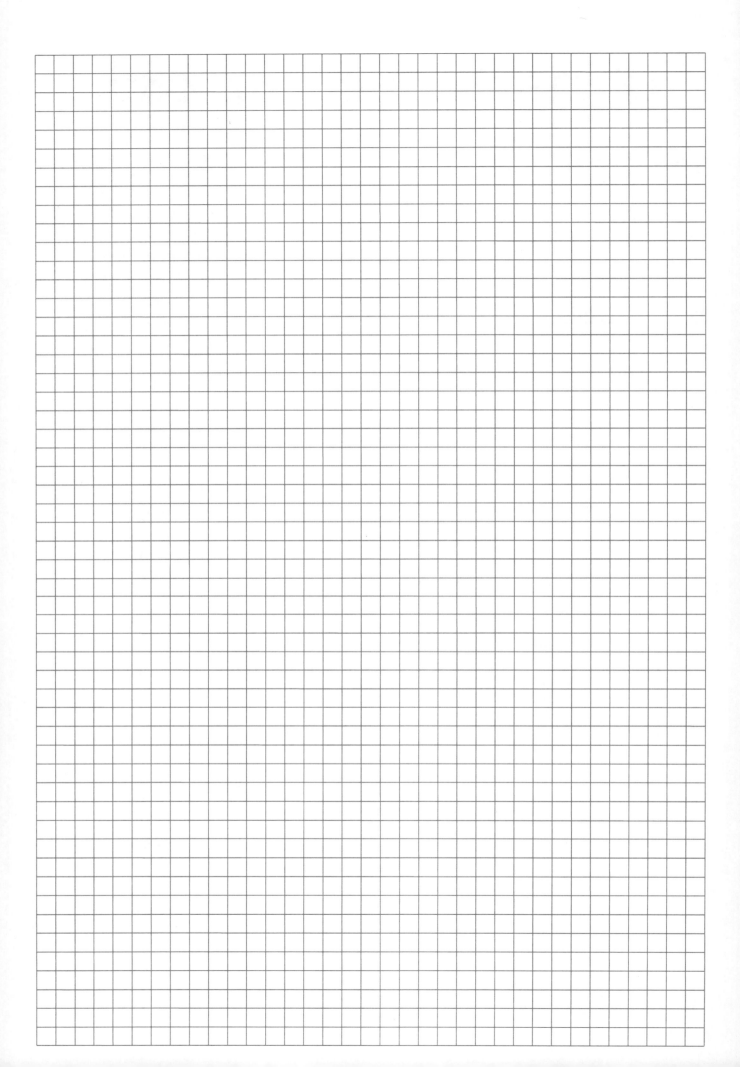

WORKBOOK Psyche zum Psychiatrie & Psychotherapie Grundlagenwissen

LEKTION 4: MEDIZINISCHES GRUNDWISSEN

Abschlussaufgabe

Sie haben das Kapitel «Neurologie & organische Abklärung» fast geschafft! Jetzt geht es darum, Ihr Wissen zu vertiefen und zu festigen. Ihre Aufgabe: Setzen Sie sich mit den Grundbegriffen der Neurologie, dem Aufbau des Nervensystems und den neurologischen Erkrankungen auseinander. Erklären Sie die folgenden Grundbegriffe in eigenen Worten!

- Dendrit
- Soma
- Axon
- Markscheide
- Schwann-Zellen
- Ranvier-Schnürring
- Saltatorische Erregungsleitung
- Neurotransmitter
- Synapse
- Rezeptor

Ein guter Lerntipp ist, sich zunächst Merkwörter für die Fachbegriffe auszudenken. Dann können Sie versuchen, kurze Beschreibungen (Definitionen) in eigenen Worten zu formulieren. So haben Sie Ihre Stichpunkte und können sich intensiver mit den Lerninhalten beschäftigen (z. B. Symptome zuordnen oder über die Ursache der Erkrankung nachdenken).

Ein weiterer Tipp ist, kreativ mit den Fachbegriffen umzugehen. Nehmen Sie ein großes Blatt Papier und malen Sie eine «Riesen-Mindmap der Neurologie».

Ich wünsche Ihnen einen guten Lerntag. Denken Sie auch an Ihre Balance und gönnen Sie sich heute etwas Entspannung (z. B. Yoga, Qi Gong, Autogenes Training oder einfach mal die Beine hochlegen).

Herzliche Grüße, Ihre Sybille Disse

IHRE AUFGABE

Beschreiben Sie die Begriffe und zeichnen Sie eine Übersicht!

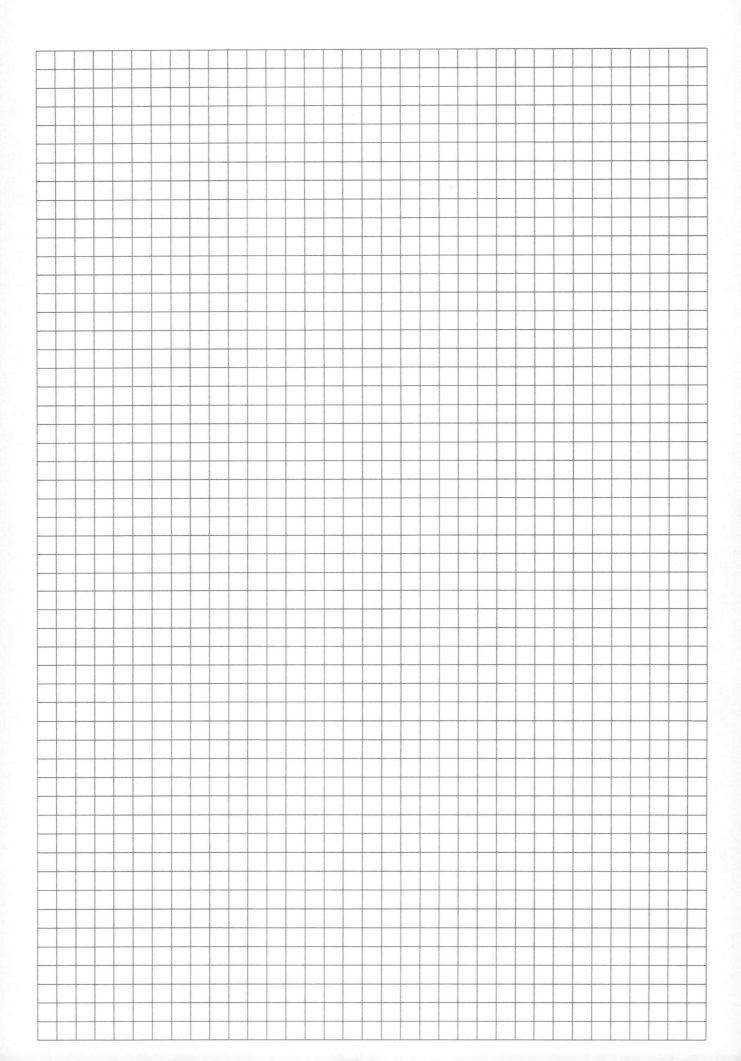

WORKBOOK Psyche zum Psychiatrie & Psychotherapie Grundlagenwissen

Lernstandscheck 04a

4.1	4.2	4.3	4.4	4.5	4.6	4.7
ooo	ooo	ooo	ooo	ooo	ooo	ooo
Neuroanatomie	Grundbegriffe Nervensystem	Nervenimpuls	Aktionspotenzial	Aufbau des Neurons	Funktion des Neurons	Synapse
4.8	4.9	4.10	4.11	4.12	4.13	4.14
ooo	ooo	ooo	ooo	ooo	ooo	ooo
Neurotransmitter	Blut-Hirn-Schranke	Unterteilung Nervensystem	Gehirn als Steuerzentrale	Erkrankungen des Gehirns	Blutversorgung im Gehirn	Schutzmechanismen des Gehirns
4.15	4.16	4.17	4.18	4.19	4.20	4.21
ooo	ooo	ooo	ooo	ooo	ooo	ooo
Gehirnflüssigkeit	Aufbau des Gehirns	Limbisches System	Hypothalamus	Retikuläres System	Schlafzyklen	Lebenswichtige Körperfunktionen
4.22	4.23	4.24	4.25	4.26	4.27	4.28
ooo	ooo	ooo	ooo	ooo	ooo	ooo
Anteile des VNS	Sympathikus	Parasympathikus	Signale des Nervensystems	Vegetative Symptome Depressionen	Vegetative Symptome Schizophrenie	Pupillenveränderungen
4.29	4.30	4.31	4.32	4.33	4.34	4.35
ooo	ooo	ooo	ooo	ooo	ooo	ooo
Miosis Mydriasis	Nerven – Stromleitungen des Körpers	ZNS	PNS	VNS	Neurologische Symptome	A-Wörter

Lernstandscheck 04b

4.36	4.37	4.38	4.39	4.40	4.41	4.42
○○○	○○○	○○○	○○○	○○○	○○○	○○○
Neurologische Erkrankungen	Epilepsie	Enzephalitis	Multiple Sklerose	Schilddrüsen-erkrankungen	Hypertensive Krise	Arteriosklerose
4.43	4.44	4.45	4.46	4.47	4.48	4.49
○○○	○○○	○○○	○○○	○○○	○○○	○○○
Morbus Parkinson	Chorea Huntington	Morbus Alzheimer	Morbus Pick	Apoplex	Intrazerebrale Blutungen	SHT
4.50	4.51	4.52	4.53	4.54	4.55	4.56
○○○	○○○	○○○	○○○	○○○	○○○	○○○
Hirntumoren	Neurosyphilis	Borreliose	FSME	Creutzfeld-Jakob-Krankheit	Unterteilung Epilepsien	Narkolepsie
4.57	4.58	4.59	4.60	4.61	4.62	4.63
○○○	○○○	○○○	○○○	○○○	○○○	○○○
Kopf- & Gesichts-schmerzen	Wernicke-Enzephalo-pathie	Pellagra	Asthma bronchiale	Neurodermitis	Migräne	Morbus Crohn
4.64	4.65	4.66	4.67	4.68	4.69	4.70
○○○	○○○	○○○	○○○	○○○	○○○	○○○
Gang-unsicherheit	Sehstörungen & Gang-unsicherheit	Psychoveg. Erschöpfungs-syndrom	Schwindel Übelkeit Erbrechen	Obstipation	Psycho-somatische Erkrankungen	Organische Abklärung

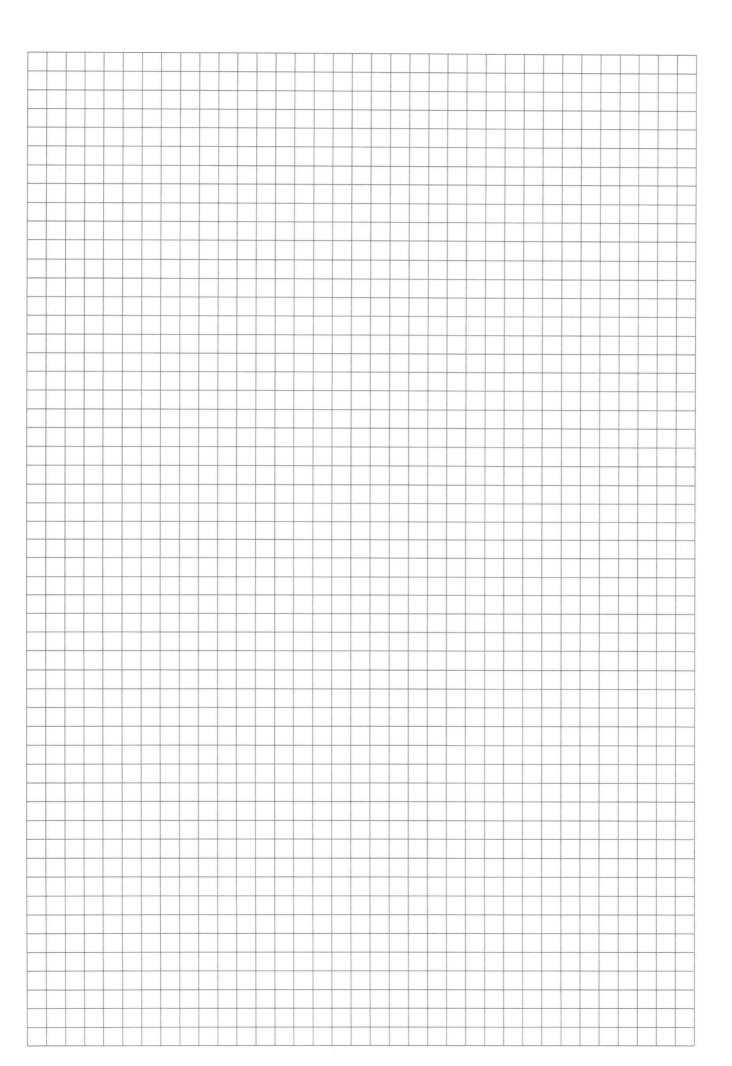

WORKBOOK Psyche zum Psychiatrie & Psychotherapie Grundlagenwissen

LEKTION 5: ICD

ABSCHLUSSAUFGABE

Ich freue mich, dass Sie das Kapitel «Die ICD-10» erfolgreich abgeschlossen haben.

Nun möchte ich Sie zu einer spannenden Abschlussaufgabe einladen, die Ihnen helfen soll, die Systematik der ICD-10 - Kapitel V (F-Kodes) - Psychische und Verhaltensstörungen zu vertiefen. Sie werden sehen, wie viel Spaß es macht, sich mit den verschiedenen Bereichen und Störungen zu beschäftigen und sich Merkwörter auszudenken. Das wird Ihnen später sehr nützlich sein, wenn Sie die Störungen erkennen und einordnen müssen.

Ich empfehle Ihnen, sich zunächst einen Überblick über die 10 Hauptkategorien zu verschaffen und sich dann mit den einzelnen Gruppen und Störungen zu beschäftigen. Sie können sich dabei an die Reihenfolge der ICD-10 halten oder nach eigenem Interesse vorgehen. Wichtig ist, dass Sie am Ende alle Bereiche beherrschen und sich sicher fühlen.

Ihre Aufgabe: Beschäftigen Sie sich intensiv mit der Klassifikation der Krankheiten (ICD-10) und finden Sie zu jedem Bereich ein passendes Merkwort.

Ich bin sehr gespannt auf Ihre Ergebnisse und wünsche Ihnen viel Spaß beim Lernen. Vergessen Sie nicht, sich auch etwas Gutes zu tun und sich zu belohnen. Wie wäre es zum Beispiel mit einem leckeren Kuchen oder Keksen? Das haben Sie sich verdient!

Herzliche Grüße, Ihre Sybille Disse

IHRE AUFGABE

Finden Sie zu jedem Bereich ein Merkwort.

Erstellen Sie danach eine **grafische Übersicht** auf der kommenden Seite!

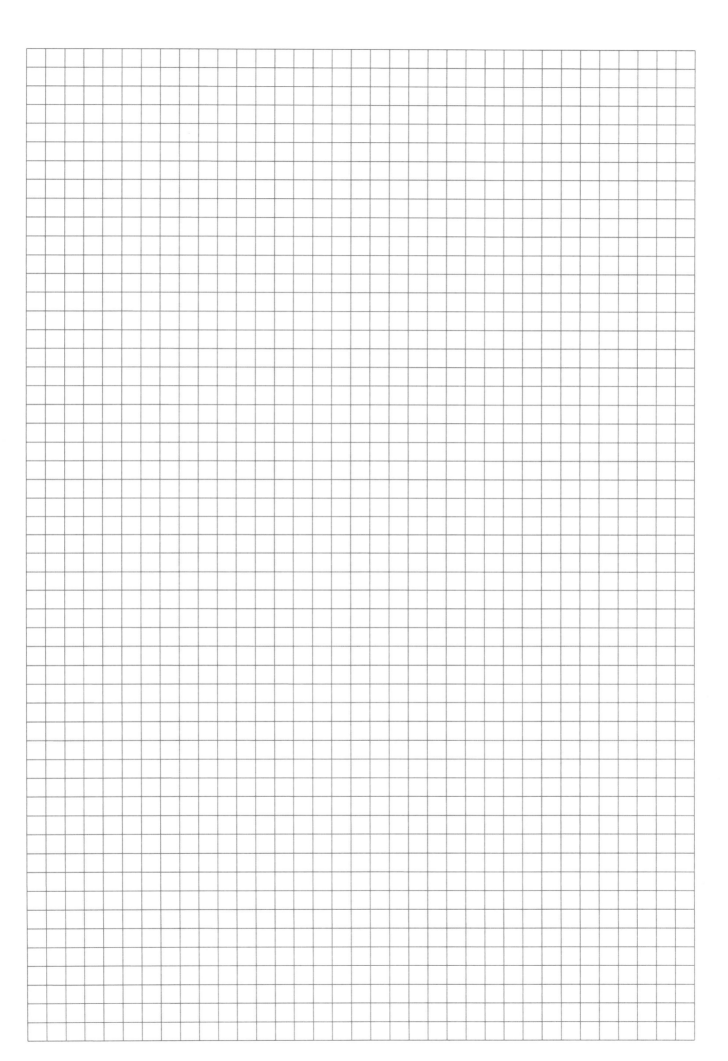

Lernstandscheck 05

5.1	5.2	5.3	5.4	5.5	5.6	5.7
○○○	○○○	○○○	○○○	○○○	○○○	○○○
ICD-10	Krankheiten Körper & Psyche	Expertensprache	Rosenhan-Experimente	12 Hauptkategorien psy. Störungen	>120 Störungsbilder (F-Codes)	Fremdsprache HPP-isch
5.8	5.9	5.10	5.11	5.12	5.13	5.14
○○○	○○○	○○○	○○○	○○○	○○○	○○○
Lernmotivation	Krankheiten lernen	Lernen für Prüfung & Praxis	Merkhilfen	3-Schritte-Lernen	Psycho-Pathologie-Übungsbogen	Lernschema ausführlich

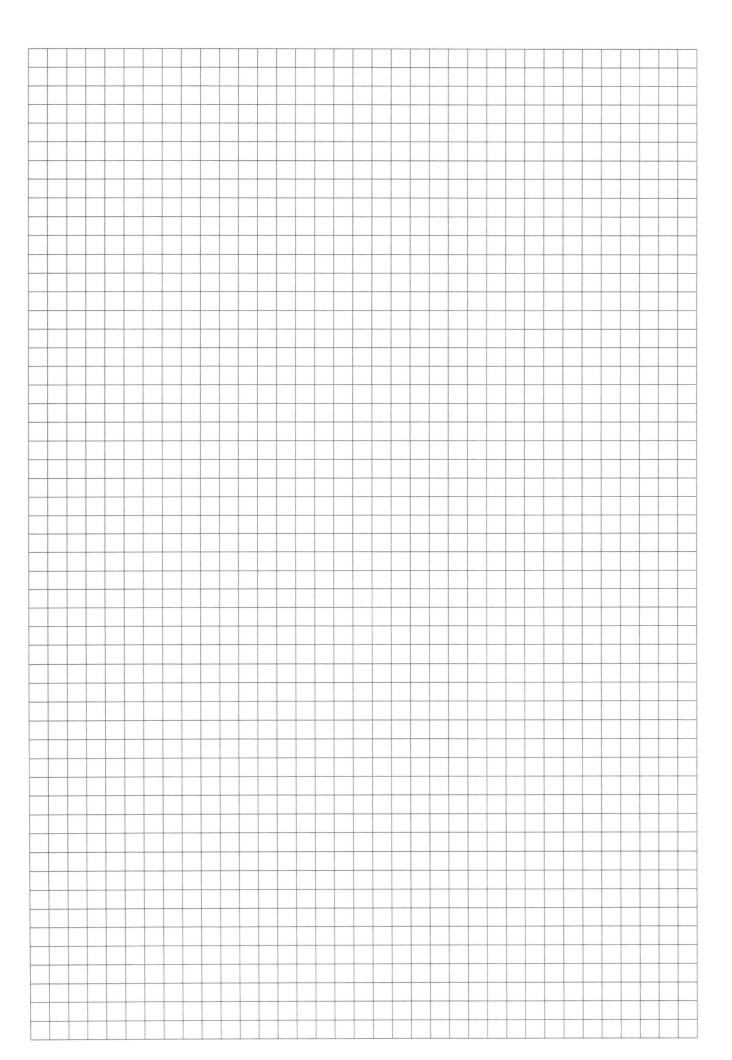

WORKBOOK Psyche zum Psychiatrie & Psychotherapie Grundlagenwissen

LEKTION 6: ORGANISCHE STÖRUNGEN

ABSCHLUSSAUFGABE

Herzlichen Glückwunsch, Sie haben das Kapitel F0 fast geschafft!

Dieses Kapitel ist sehr wichtig und spannend, denn es geht um die organischen psychischen Störungen. Sie lernen, wie Sie diese Störungen erkennen, diagnostizieren und behandeln können. Außerdem erfahren Sie, welche Merkwörter, Definitionen und Leitsymptome es für jeden Bereich gibt.

Heute ist Ihr Lernziel, sich intensiv mit den Störungen aus F0 zu beschäftigen. Wenn Sie schon alle Störungen durchgearbeitet haben, können Sie sich noch weiter vertiefen und die ausführliche Diagnostik & Therapie (siehe ICD-10 kompakt oder einem anderen ICD-10 Buch) studieren.

Ein guter Lern-Tipp ist, sich nicht von den Fachbegriffen abschrecken zu lassen, sondern sie einfach zu akzeptieren. Je öfter Sie sich mit dem Thema befassen, desto vertrauter werden Ihnen die Begriffe und Lerninhalte. So können Sie sich besser auf das Lernen fokussieren.

Ihre Aufgabe: Beschäftigen Sie sich mit den organischen psychischen Störungen (F0 der ICD-10).

Ich freue mich sehr über Ihren Lernfortschritt und wünsche Ihnen einen tollen Lerntag. Gönnen Sie sich zwischendurch auch mal eine Pause und machen Sie etwas, was Ihnen Spaß macht und Ihnen guttut.

Mit freundlichen Grüßen, Ihre Sybille Disse

IHRE AUFGABE

Beschäftigen Sie sich mit den organischen psychischen Störungen.

Erstellen Sie danach eine **grafische Übersicht** auf der kommenden Seite!

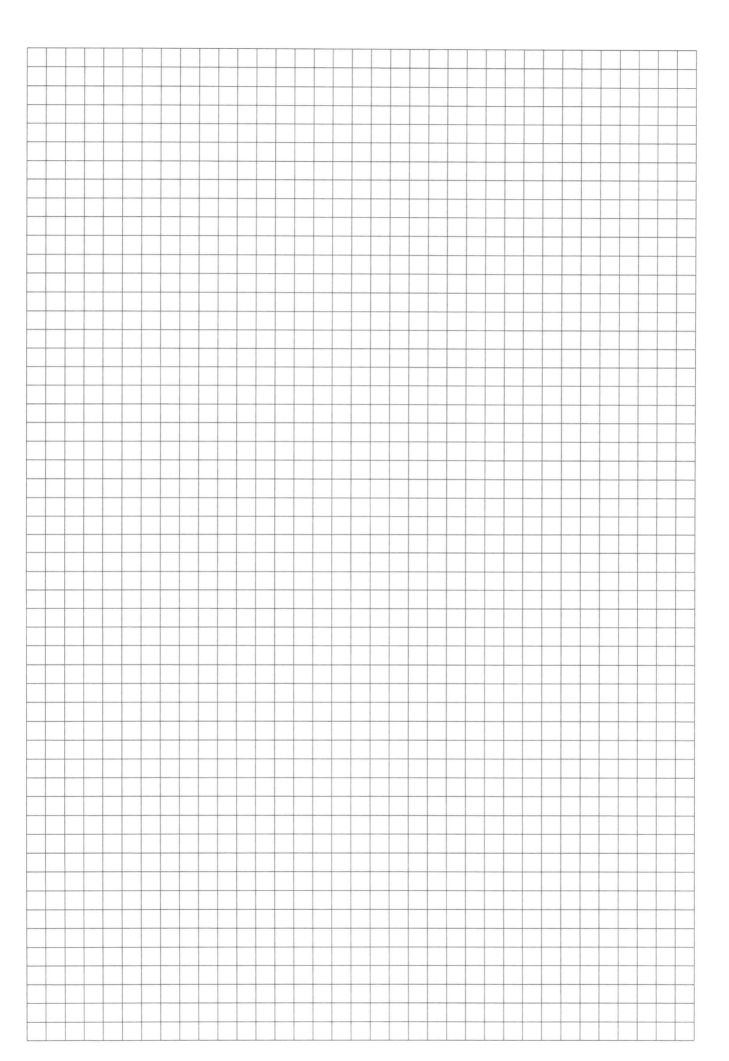

Lernstandscheck 06a

6.1	6.2	6.3	6.4	6.5	6.6	6.7
○○○	○○○	○○○	○○○	○○○	○○○	○○○
F0	F00 bis F09	Organische psychische Störungen	Primäre & sek- Hirn-Funktions- störungen	Frühere Einteilung	Verlauf	Körperlich begründbare Psychosen
6.8	6.9	6.10	6.11	6.12	6.13	6.14
○○○	○○○	○○○	○○○	○○○	○○○	○○○
Ursachen (Hirneigen & Körperlich)	Hirnstoff- wechsel	Unterteilung nach Gruppen	Ursachen Störungen 2. Ranges	Zeichen & Leitsymptome	Pseudo- neurastheni- sche Syndrome	DD Affektive Störungen
6.15	6.16	6.17	6.18	6.19	6.20	6.21
○○○	○○○	○○○	○○○	○○○	○○○	○○○
Organ. Wesens- änderung Symptome	Organ. Wesens- änderung Krankheiten	Akute organ. psy. Störungen Symptome	Akute organ. psy. Störungen Ursachen	Akute organ. psy. Störungen o.B.	Akute organ. psy. Störungen m.B.	Korsakow- Syndrom
6.22	6.23	6.24	6.25	6.26	6.27	6.28
○○○	○○○	○○○	○○○	○○○	○○○	○○○
Akutes Korsakow- Syndrom	Chronische organ. psy. Störungen	Organische depressive Verstimmung	Akute psychotische Episode	Positiv- symptomatik +	Negativ- symptomatik -	Zusammen- hang mit a. Störungen
6.29	6.30	6.31	6.32	6.33	6.34	6.35
○○○	○○○	○○○	○○○	○○○	○○○	○○○
Substanzen	Denkstörungen durch Drogen	Elementar- funktionen F0	Chronische organ. psy. Störungen	Korsakow- Psychose	Pseudo-neuras- thenisches Syndrom	Bewusst- losigkeit

WORKBOOK Psyche zum Psychiatrie & Psychotherapie Grundlagenwissen

Lernstandscheck 06b

6.36	6.37	6.38	6.39	6.40	6.41	6.42
ooo	ooo	ooo	ooo	ooo	ooo	ooo
Neurologische Krankheitsbilder	Gehirnstoffwechsel	Akute organ-psy. Störungen	Systemerkrankungen	Demenz	Morbus Alzheimer	Morbus Alzheimer Typ 2
6.43	6.44	6.45	6.46	6.47	6.48	6.49
ooo	ooo	ooo	ooo	ooo	ooo	ooo
Morbus Alzheimer Typ 1	Vaskuläre Demenz	Vaskuläre Demenz akuter Beginn	Multiinfarkt-Demenz	Weitere Demenzformen	Demenz bei Morbus Pick	Demenz bei Creutzfeld-Jakob
6.50	6.51	6.52	6.53	6.54	6.55	6.56
ooo	ooo	ooo	ooo	ooo	ooo	ooo
Demenz bei Chorea Huntington	Morbus Parkinson	Demenz bei Morbus Parkinson	Demenz bei HIV	Demenz weitere Krankheitsbilder	Organisches amnestisches Syndrom	Organisches Delir
6.57	6.58	6.59	6.60	6.61	6.62	6.63
ooo	ooo	ooo	ooo	ooo	ooo	ooo
Sonstige Delirformen	Hirnfunktionsstörungen	Organische Halluzinose	Organische katatone Störung	Organische wahnhafte Störung	Organische affektive Störungen	Organische Angststörung
6.64	6.65	6.66	6.67	6.68	6.69	6.70
ooo	ooo	ooo	ooo	ooo	ooo	ooo
Organische dissoziative Störung	Organische asthenische Störung	Leichte kognitive Störung	Organische Persönlichkeitsstörung	Post-enzephalitisches Syndrom	Organisches Psychosyndrom n. SHT	Gehirnerschütterung

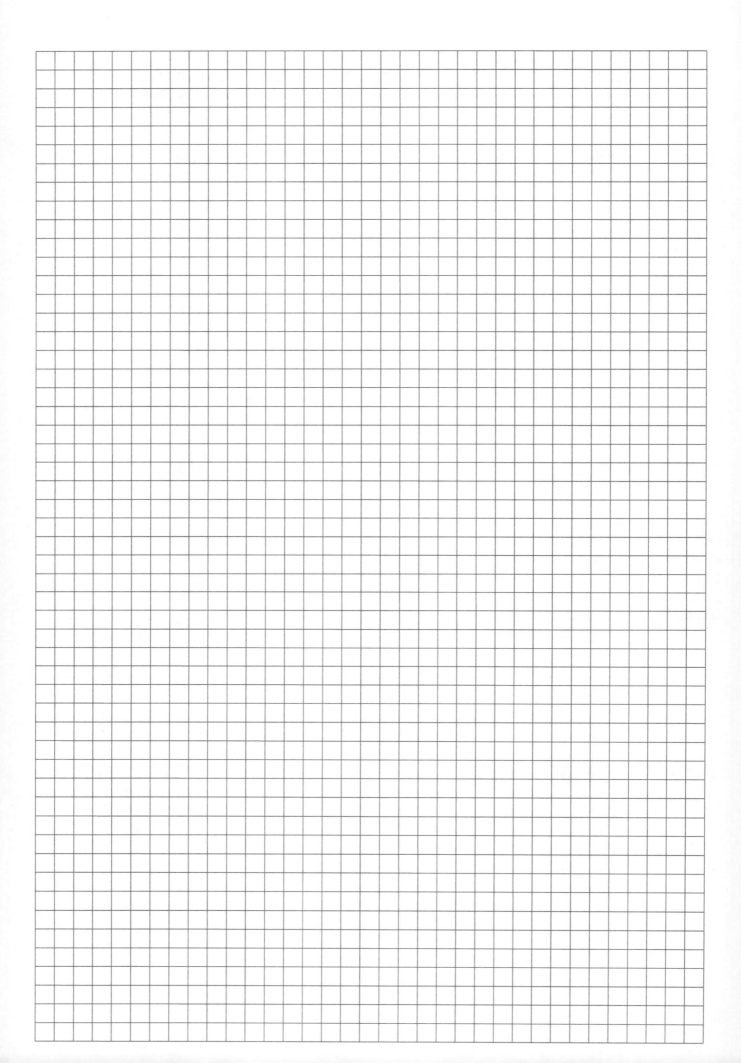

LEKTION 7: PSYCHOTROPE SUBSTANZEN

ABSCHLUSSAUFGABE

Herzlichen Glückwunsch! Sie haben wieder ein Kapitel erfolgreich abgeschlossen.

Sie haben gemerkt, dass psychotrope Substanzen ein wichtiges Thema sind, mit dem Sie sich beschäftigen müssen!

Ein guter Lerntipp ist, sich die Symptome von Rausch, Entzug und Vergiftung einzuprägen. Außerdem sollten Sie die Komplikationen, Folgeerkrankungen und Spätfolgen des Konsums kennen. Nutzen Sie dazu die ICD-10 kompakt. Achten Sie beim Lernen auch auf Pupillenveränderungen (Miosis oder Mydriasis?). Überlegen Sie, welche psychotropen Substanzen zu Euphorie oder «Rausch» führen. Welche Substanzen machen körperlich und/oder psychisch abhängig?

Ihre Aufgabe: Setzen Sie sich mit den psychotropen Substanzen auseinander (F1).

Ich wünsche Ihnen einen angenehmen Lerntag. Überlegen Sie sich auch, was Ihnen heute Freude bereiten könnte und gönnen Sie sich heute einfach mal einen alkoholfreien Cocktail.

Herzlichst, Ihre Sybille Disse

IHRE AUFGABE

Setzen Sie sich mit den psychotropen Substanzen auseinander (F1).

Erstellen Sie danach eine **grafische Übersicht** auf der kommenden Seite!

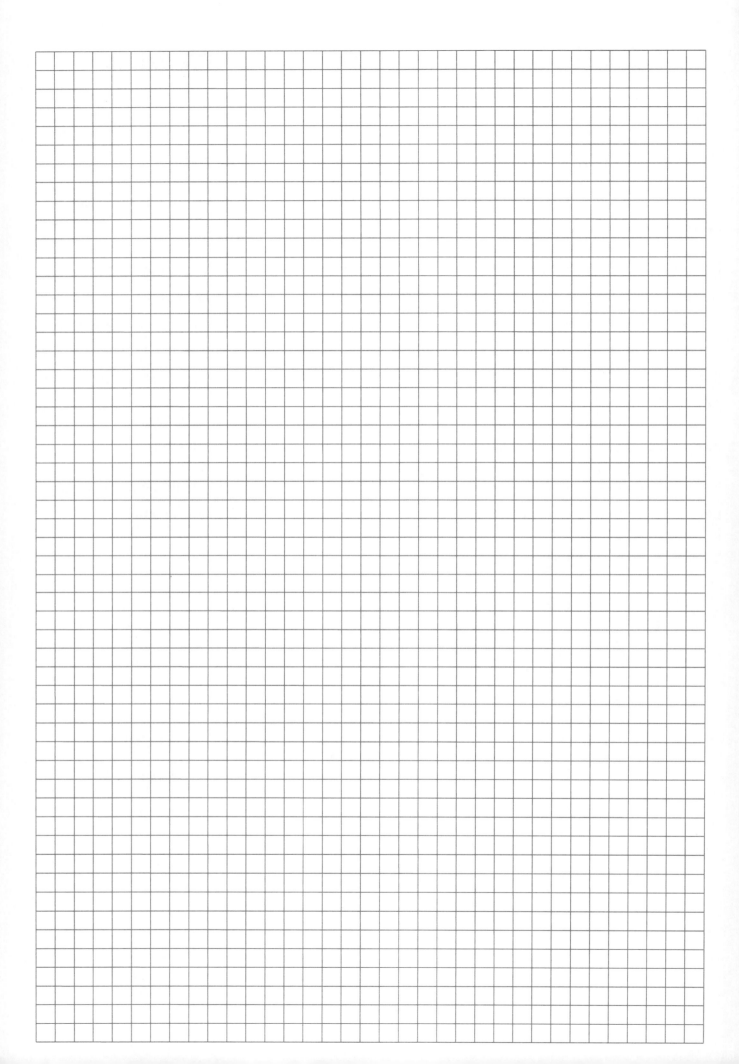

Lernstandscheck 07

7.1	7.2	7.3	7.4	7.5	7.6	7.7
ooo	ooo	ooo	ooo	ooo	ooo	ooo
Psychotrope Substanzen	Psychische Abhängigkeit	Physische Abhängigkeit	Bunte Fragen Abhängigkeit	Psychiatrische Diagnostik	Klinische Erscheinungsbilder	Schädlicher Gebrauch
7.8	7.9	7.10	7.11	7.12	7.13	7.14
ooo	ooo	ooo	ooo	ooo	ooo	ooo
Abhängigkeitssyndrom	Entzugssyndrom	Entzugssyndrom mit Delir	Psychotische Störung	Amnestisches Syndrom	Restzustand	F10 Alkohol
7.15	7.16	7.17	7.18	7.19	7.20	7.21
ooo	ooo	ooo	ooo	ooo	ooo	ooo
Alkoholikertypen Jellinek	Bunte Fragen Alkoholabhängigkeit	F11 Opioide	F12 Cannabinoide	F13 Sedativa & Hypnotika	F14 Kokain	F15 Andere Stimulanzien, Koffein
7.22	7.23	7.24	7.25	7.26	7.27	
ooo	ooo	ooo	ooo	ooo	ooo	
F16 Halluzinogene	F17 Tabak	F18 Flüchtige Lösungsmittel	F19 Polytoxikomanie	Psychische & physische Abhängigkeit	Psychische Abhängikeit	

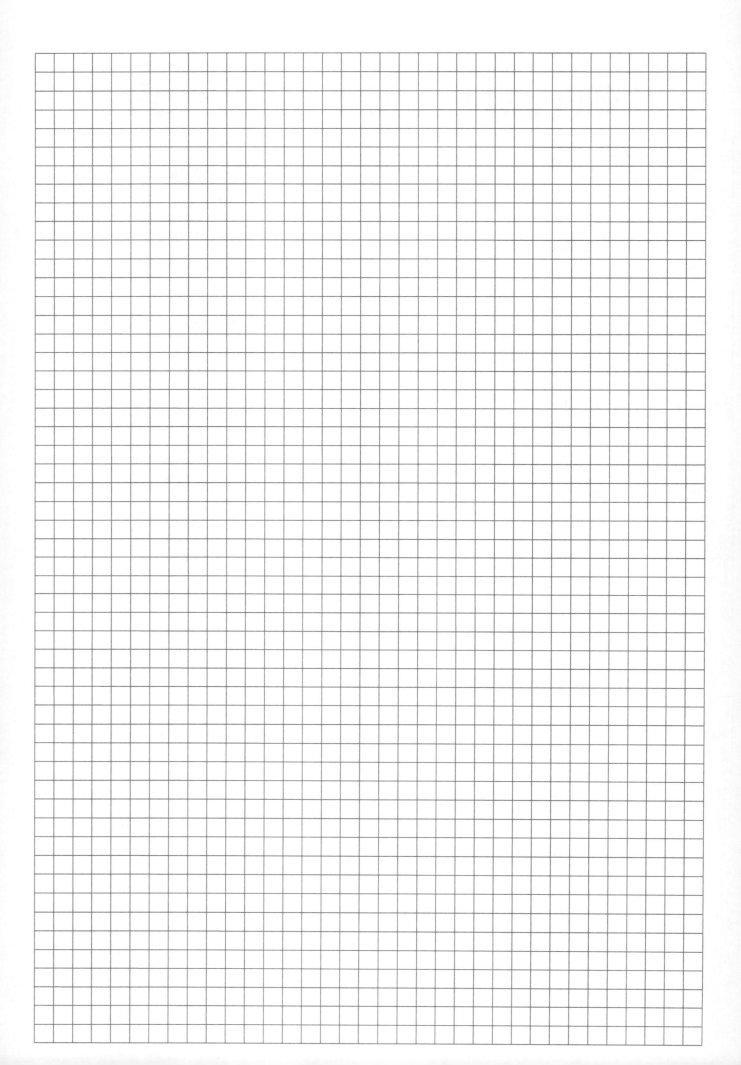

LEKTION 8: SCHIZOPHRENIE

ABSCHLUSSAUFGABE

Sie haben das Kapitel «F2» fast geschafft! Heute geht es um die spannenden Themen Schizophrenie, schizotype Störungen und Wahn. Diese Bereiche sind sehr wichtig für Ihr Verständnis von psychischen Erkrankungen und bieten Ihnen viele Anknüpfungspunkte für Ihre Prüfung.

Um sich die Symptome der Schizophrenie besser einprägen zu können, empfehle ich Ihnen, sich zu jedem Bereich ein Stichwort und eine Definition zu überlegen. So können Sie sich die verschiedenen Formen der Schizophrenie leichter merken und unterscheiden.

Sie fragen sich vielleicht, warum Sie sich mit einem so komplexen Thema wie Schizophrenie beschäftigen müssen. Die Antwort ist einfach: Weil Sie es können! Sie haben das Potenzial, dieses Thema zu meistern und Ihr Wissen zu vertiefen. Nutzen Sie diese Chance und lassen Sie sich nicht von den vielen Fachbegriffen abschrecken. Wenn Sie einen Einstieg in das Thema suchen, schauen Sie sich zum Beispiel eine Reportage oder einen Bericht über schizophrene Erkrankungen an. Oder noch besser: Machen Sie ein klinisches Praktikum und lernen Sie die Symptome aus der Praxis kennen. Das hinterlässt einen bleibenden Eindruck.

Ihre Aufgabe: Beschäftigen Sie sich intensiv mit Schizophrenie (F2) und machen Sie sich Notizen zu den wichtigsten Punkten.

Ich freue mich auf Ihre Ergebnisse und bin gespannt auf Ihre kreativen Merksätze zum Thema Schizophrenie. Lassen Sie Ihrer Fantasie freien Lauf und haben Sie viel Spaß beim Lernen!

Herzlichst, Ihre Sybille Disse

IHRE AUFGABE

Beschäftigen Sie sich intensiv mit der Schizophrenie (F2).

Erstellen Sie danach eine **grafische Übersicht** auf der kommenden Seite!

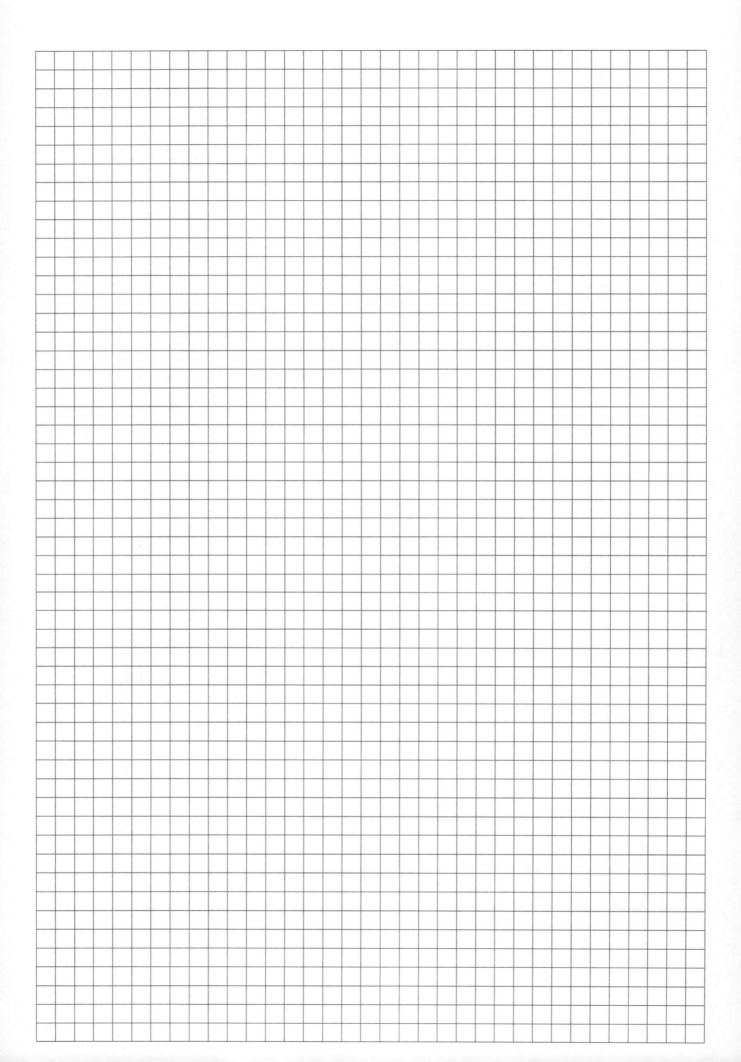

WORKBOOK Psyche zum Psychiatrie & Psychotherapie Grundlagenwissen

Lernstandscheck 08

8.1	8.2	8.3	8.4	8.5	8.6	8.7
ooo	ooo	ooo	ooo	ooo	ooo	ooo
F2	Schizophrenie allgemein	Bunte Fragen Schizophrenie	Schizophrenie Diagnostik	Schizophrenie-symptome Bleuler	Schizophrenie-symptome Schneider	Schizophrenie-symptome ICD-10
8.8	8.9	8.10	8.11	8.12	8.13	8.14
ooo	ooo	ooo	ooo	ooo	ooo	ooo
Schizophreni-formen	Bunte Fragen Schizophrenie	F20.0 Paranoide Schizophrenie	F20.1 Hebephrene Schizophrenie	F20.2 Katatone Schizophrenie	F20.3 un-differenzierte Schizophrenie	F20.4 post-schizophrene Depression
8.15	8.16	8.17	8.18	8.19	8.20	8.21
ooo	ooo	ooo	ooo	ooo	ooo	ooo
F20.5 schizophrenes Residuum	F20.6 Schizophrenia simplex	F21 schizotype Störung	F22 anhaltende wahnhafte	F22.0 wahnhafte Störung	F22.8 sonstige anhaltende wahnhafte St.	F23 akute vorüber-gehende psy. S.
8.22	8.23	8.24	8.25	8.26	8.27	8.28
ooo	ooo	ooo	ooo	ooo	ooo	ooo
F23.0 akute polymorphe p.S. o.S.e.S.	F23.1 akute polymorphe p.S. m.S.e.S.	F23.3 akute schizophrenie-forme psy. St.	F23.3 sonstige akute v. w. psy. Störungen	F24 induzierte wahnhafte Störung	F25 schizoaffektive Störungen	F25.0 schizoaffektive Störungen (ma)
8.29	8.30					
ooo	ooo					
F25.1 schizoaffektive Störungen	F25.2 schizoaffektive Störungen (ge)					

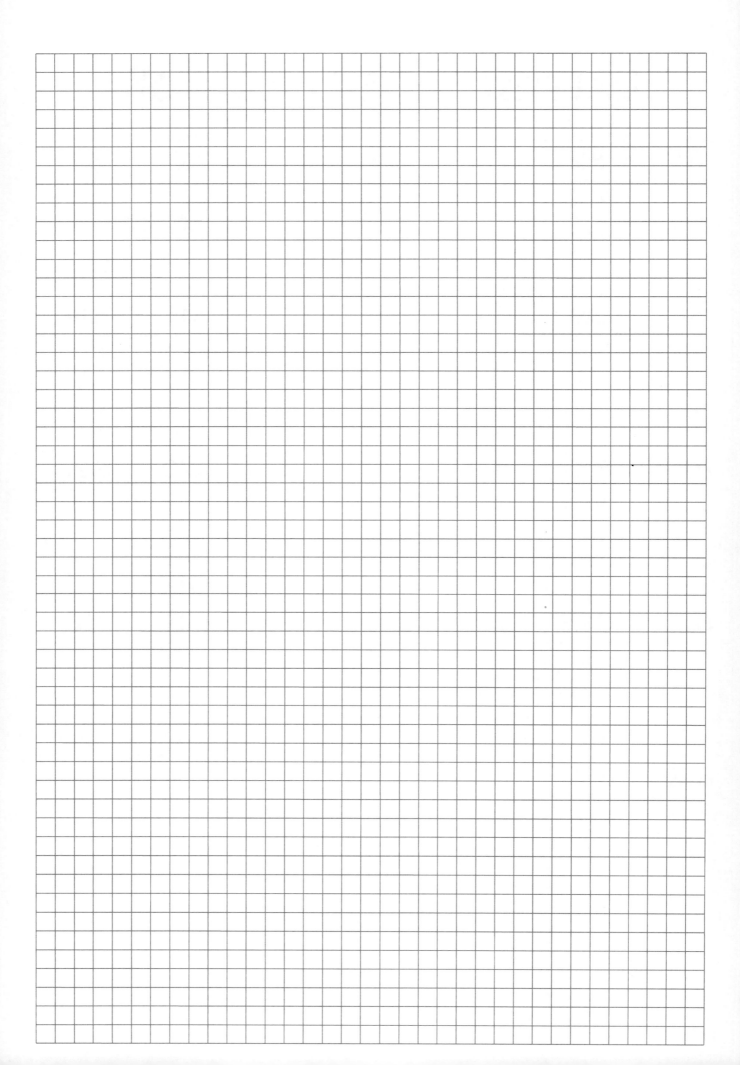

WORKBOOK Psyche zum Psychiatrie & Psychotherapie Grundlagenwissen

LEKTION 9: AFFEKTIVE STÖRUNGEN

ABSCHLUSSAUFGABE

Herzlichen Glückwunsch,

Sie haben dieses Kapitel erfolgreich abgeschlossen. Das ist großartig!

Sie haben gesehen, dass die affektiven Störungen etwas einfacher zu verstehen sind als zum Beispiel die organischen psychischen Störungen (F0) oder die Schizophrenie (F2)!

Ein guter Lerntipp ist, sich vorzustellen, wie sich die Stimmung verändert (nach oben oder unten, in beide Richtungen, in Phasen,...). Euthymie ist der Zustand des seelischen Gleichgewichts.

Ihre Aufgabe: Beschäftigen Sie sich mit den affektiven Störungen (F3).

Ich wünsche Ihnen einen angenehmen Lerntag. Überlegen Sie sich auch, was Ihnen heute Freude bereiten könnte und machen Sie heute einfach mal etwas ganz Verrücktes.

Herzliche Grüße, Ihre Sybille Disse

IHRE AUFGABE

Beschäftigen Sie sich mit den affektiven Störungen (F3).

Erstellen Sie danach eine **grafische Übersicht** auf der kommenden Seite!

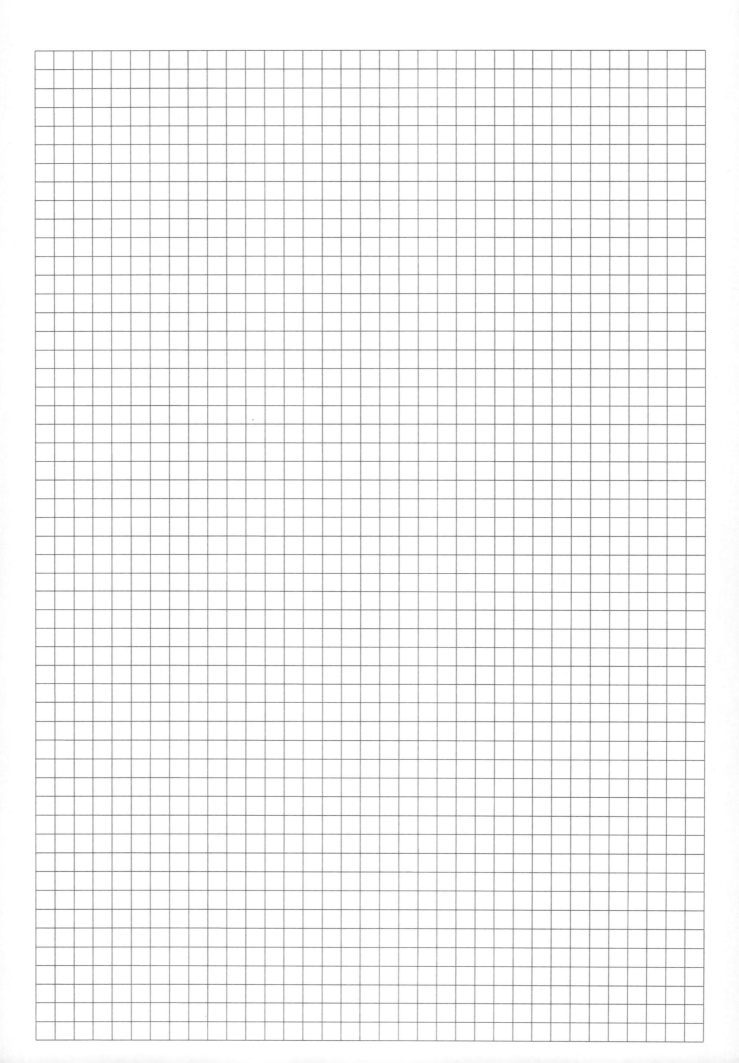

Lernstandscheck 09

9.1	9.2	9.3	9.4	9.5	9.6	9.7
o o o	o o o	o o o	o o o	o o o	o o o	o o o
F3	F30 manische Episode	F30.0 Hypomanie	Ausschluss-kriterien	F30.1 Manie o. psychotische Symptome	F30.2 Manie m. psychotischen S.	F31 Bipolare affektive Störung
9.8	9.9	9.10	9.11	9.12	9.13	9.14
o o o	o o o	o o o	o o o	o o o	o o o	o o o
Bipolare affektive Störung	Residual-symptome	F32 Depressive Episode	Entstehung der Depression	Arten von Depressionen	Komplikationen bei Depressionen	Morgentief bei Depressionen
9.15	9.16	9.17	9.18	9.19	9.20	9.21
o o o	o o o	o o o	o o o	o o o	o o o	o o o
Hypomanische Nach-schwankungen	Stimmungs-veränderungen Depressionen	Erkennung der Depressionen	Somatische Symptome Depressionen	Synonyme & DD Depressionen	F32.0 Leichte depressive Episode	F32.1 Mittelgrad. depr. Episode
9.22	9.23	9.24	9.25	9.26	9.27	9.28
o o o	o o o	o o o	o o o	o o o	o o o	o o o
F32.2 schwere depressive Episode o.p.S.	F32.3 schwere depressive Episode m.p.S.	F33 rezidiv. depressive Störung	F33.4 rezidiv. depressive Störung gr.	Therapie Depressionen	F34 anhaltende affektive S.	F34.0 Zyklothymia
9.29	9.30	9.31				
o o o	o o o	o o o				
F34.1 Dysthymia	Affektive Störungen & Lebensbewältig	Akute affektive Störungen				

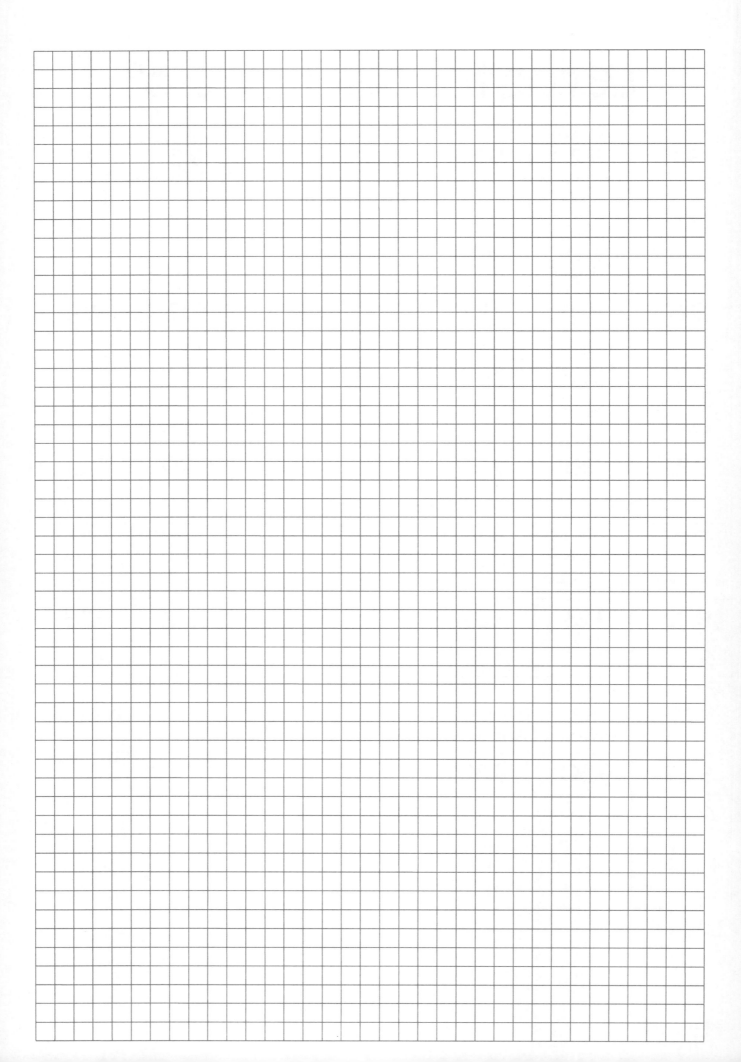

LEKTION 10: Neurotische Störungen

Abschlussaufgabe

Herzlichen Glückwunsch! Sie haben ein sehr anspruchsvolles und wichtiges Kapitel abgeschlossen. Neurotische, Belastungs- und somatoforme Störungen sind häufige psychische Erkrankungen, die Sie in Ihrer späteren Arbeit gut diagnostizieren und behandeln können.

In diesem Kapitel haben Sie viele verschiedene Störungen kennengelernt. Sie alle gehören zu den Neurosen im triadischen System!

Um Ihr Verständnis zu vertiefen, empfehle ich Ihnen, sich schon jetzt mit dem Neurosenkonzept nach Sigmund Freud zu beschäftigen. Mehr dazu finden Sie im Kapitel Therapieverfahren unter Psychoanalyse.

Außerdem können Sie sich mit den Unterschieden zwischen den Störungen aus F4 beschäftigen.

Fragen Sie sich zum Beispiel: Was ist der Unterschied zwischen einer phobischen Störung, einer Panikstörung und einer generalisierten Angststörung?

Erklären Sie:

- Phobische Störungen
- Panikstörung
- Generalisierte Angststörung
- Wodurch sind Zwangsstörungen gekennzeichnet?
- Zwangsgedanken
- Zwangsimpulse
- Zwangshandlungen
- Wie unterscheidet man Zwangsstörungen?
- Akute Belastungsreaktion
- Posttraumatische Belastungsstörung
- Anpassungsstörungen

Ihre Aufgabe: Bearbeiten Sie die neurotischen, Belastungs- und somatoformen Störungen (F4).

Ich wünsche Ihnen einen guten Lerntag. Denken Sie auch an Ihr Wohlbefinden und gönnen Sie sich heute etwas Entspannung.

Herzliche Grüße, Ihre Sybille Disse

IHRE AUFGABE

Bearbeiten Sie die neurotischen, Belastungs- und somatoformen Störungen (F4).

Erstellen Sie danach eine **grafische Übersicht** auf der kommenden Seite!

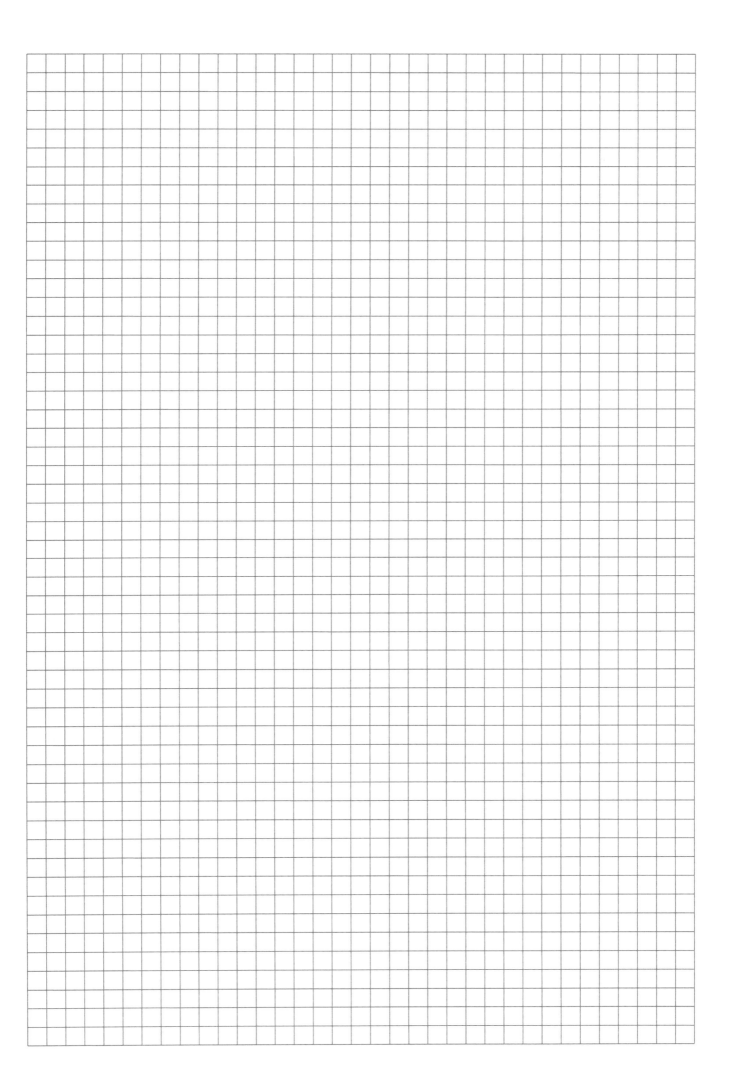

Lernstandscheck 10a

10.1	10.2	10.3	10.4	10.5	10.6	10.7
ooo	ooo	ooo	ooo	ooo	ooo	ooo
Neurotische Störungen	F4	Angst	Symptome der Angstneurose	Angst- & Panikstörungen	F40 Phobien	F40.0 Agoraphobie
10.8	10.9	10.10	10.11	10.12	10.13	10.14
ooo	ooo	ooo	ooo	ooo	ooo	ooo
F40.1 Soziale Phobie	F40.2 spezifische (isolierte)	F41.0 Panikstörung	F41.1 Generalisierte Angststörung	Therapie der Angststörungen	F42 Zwangsstörung	Zwangsgedanken, -impulse, -handlungen
10.15	10.16	10.17	10.18	10.19	10.20	10.21
ooo	ooo	ooo	ooo	ooo	ooo	ooo
F42.0 Zwangsgedanken oder Grübelzwang	F42.1 Zwangshandlungen	F43 schwere Belastungen und Anpassungsstö.	F43.0 akute Belastungsreaktion	F43.1 PTBS	F43.2 Anpassungsstörungen	Therapie der extremen Belastungen
10.22	10.23	10.24	10.25	10.26	10.27	10.28
ooo	ooo	ooo	ooo	ooo	ooo	ooo
Psychosomatik	Funktionelle Syndrome	F44 dissoziative Störungen	F44.0 Dissoziative Amnesie	F44.1 Dissoziative Fugue	F44.2 Dissoziativer Stupor	F44.3 Trance- & Besessenheitszustände
10.29	10.30	10.31	10.32	10.33	10.34	10.35
ooo	ooo	ooo	ooo	ooo	ooo	ooo
F44.4 Dissoziative Bewegungsstö.	F44.5 Dissoziative Krampfanfälle	F44.6 D. Sensibilitäts- & Empfindungsst	F44.80 Ganser-Syndrom	F44.81 Multiple Persönlichkeitsstörung	F45 somatoforme Störungen	Psychosomatosen

Lernstandscheck 10b

10.36	10.37	10.38	10.39	10.40	10.41	10.42
ooo	ooo	ooo	ooo	ooo	ooo	ooo
F45.0 Somatisierungsstörung	F45.1 undifferenzierte Somatisierungss.	F45.2 hypochondrische Störung	F45.3 somatoforme a. Funktionsstö.	Hyperventilationstetanie	Therapie bei Asthma	F45.4 anhaltende Schmerzstö.
10.43	10.44	10.45	10.46	10.47	10.48	10.49
ooo	ooo	ooo	ooo	ooo	ooo	ooo
F45.40 anhaltende s. Schmerzstö.	F45.41 chronische Schmerzstö.	F45.8 sonstige somatoforme Störungen	F48.0 Neurasthenie	F48.1 Depersonalisation & Derealisation	Sonstige neurotische Störungen	Bunte Fragen Psychosomatik

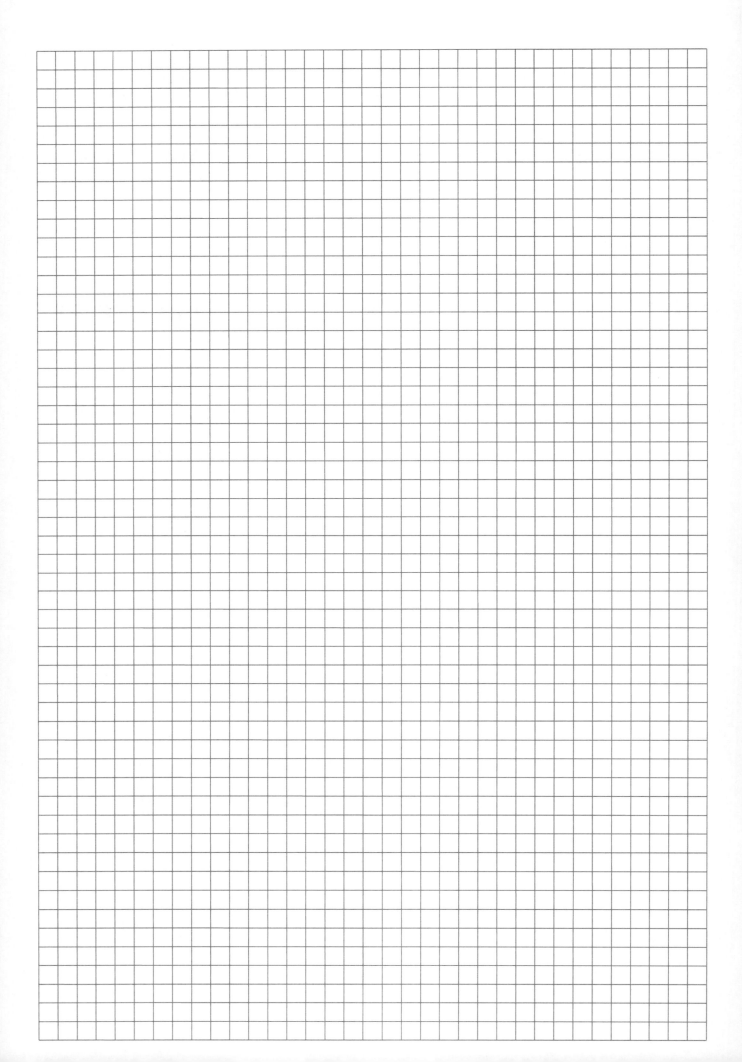

WORKBOOK Psyche zum Psychiatrie & Psychotherapie Grundlagenwissen

LEKTION 11: VERHALTENSAUFFÄLLIGKEITEN

ABSCHLUSSAUFGABE

Herzlichen Glückwunsch! Sie haben dieses Kapitel hervorragend gemeistert und sind sicher schon gespannt auf das nächste Kapitel, in dem es um Persönlichkeits- und Verhaltensstörungen geht.

Sie sehen, dass dieses Kapitel sehr vielfältig ist und viele Themen rund um den Körper behandelt, wie Essstörungen, Schlafstörungen, sexuelle Funktionsstörungen, Störungen im Wochenbett und psychosomatische Erkrankungen.

Ein guter Lern-Tipp ist, dass Sie sich besonders mit den Essstörungen beschäftigen und versuchen, die Anorexia und Bulimia nervosa voneinander zu unterscheiden.

Ihre Aufgabe: Beschäftigen Sie sich mit den Verhaltensauffälligkeiten mit körperlichen Störungen und Faktoren (F5).

Ich wünsche Ihnen einen erfolgreichen Lerntag. Überlegen Sie sich auch, was Ihnen heute beim Lernen helfen kann und machen Sie Ihren Lernplatz vielleicht etwas gemütlicher (oder räumen Sie ihn etwas auf).

Bis bald, Ihre Sybille Disse

IHRE AUFGABE

Beschäftigen Sie sich mit den Verhaltensauffälligkeiten mit körperlichen Störungen und Faktoren (F5).

Erstellen Sie danach eine **grafische Übersicht** auf der kommenden Seite!

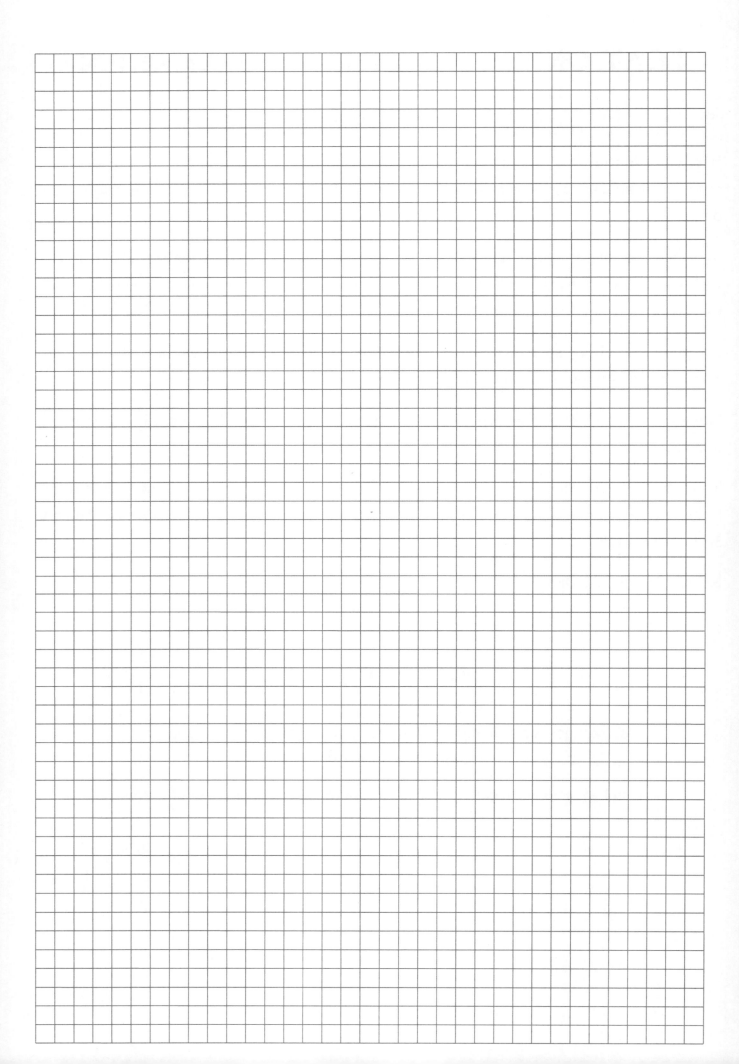

Lernstandscheck 11

11.1	11.2	11.3	11.4	11.5	11.6	11.7
○○○	○○○	○○○	○○○	○○○	○○○	○○○
Verhaltens-auffälligkeiten	F50 Essstörungen	F50.0 Anorexia nervosa	F50.2 Bulimia nervosa	BMI	Weitere Essstörungen	F51 Nicht-organische Schlafstö.
11.8	11.9	11.10	11.11	11.12	11.13	11.14
○○○	○○○	○○○	○○○	○○○	○○○	○○○
F51.0 Nicht-organische Insomnie	F51.1 Nicht-organische Hypersomnie	F51.2 N. Störungen des Schlaf-Wach-R.	F51.3 Schlafwandeln	F51.4 Pavor nocturnus	F51.5 Albträume	F52 Sexuelle Funktions-störungen
11.15	11.16	11.17	11.18	11.19	11.20	11.21
○○○	○○○	○○○	○○○	○○○	○○○	○○○
F52.0 Mangel/Verlust v. Sexuellem V.	F52.1 Sexuelle Aversion	F52.2 Versagen genitaler Reaktionen	F52.3 Orgasmus-störung	F52.4 Ejaculatio praecox	F52.5 Nicht-organischer Vaginismus	Masters & Johnson Modell
11.22	11.23	11.24	11.25	11.26	11.27	11.28
○○○	○○○	○○○	○○○	○○○	○○○	○○○
Masters & Johnson Therapie	F52.6 Nicht-organische Dyspareunie	F52.7 gesteigertes sexuelles V.	Sexuelle Appetenz-störungen	F53 psy. & V. im Wochenbett	Psycho-somatosen	Herz(angst)-phobie
11.29	11.30	11.31				
○○○	○○○	○○○				
F54 körperliche Störungen m. psy. Faktoren	Somato-psychologie	F55 Nicht-abhängigkeits. Substanzen				

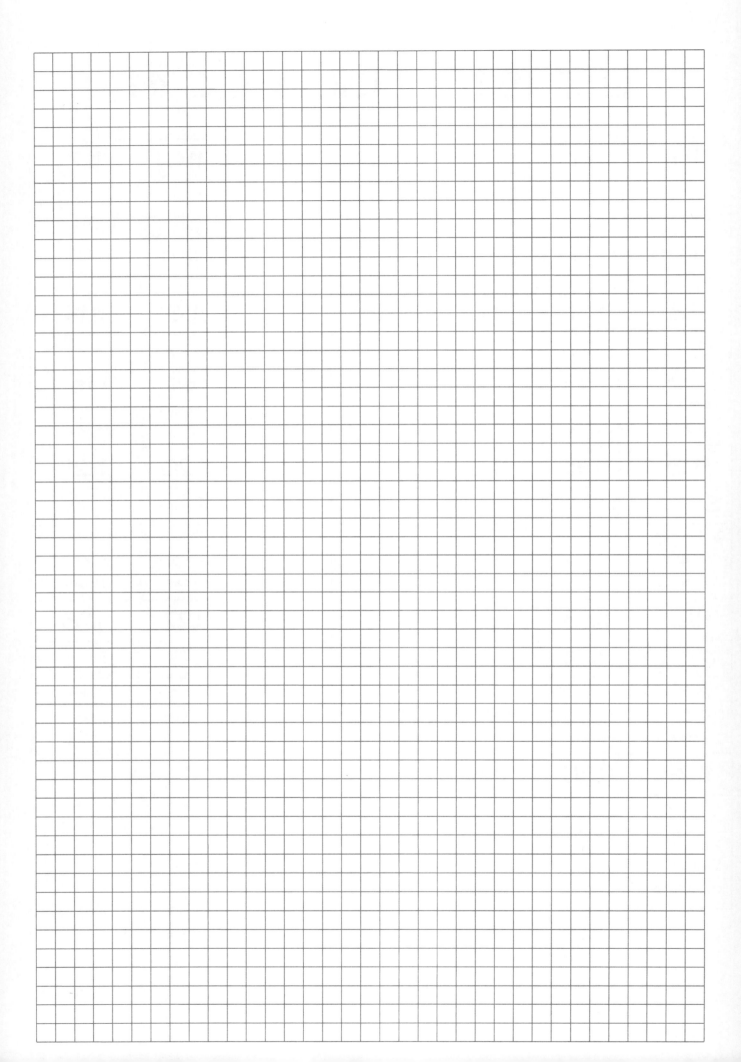

WORKBOOK Psyche zum Psychiatrie & Psychotherapie Grundlagenwissen

LEKTION 12: PERSÖNLICHKEITSSTÖRUNGEN

ABSCHLUSSAUFGABE

Herzlichen Glückwunsch, Sie haben das Kapitel «F6» erfolgreich abgeschlossen!

Sie haben viel über die verschiedenen Persönlichkeits- und Verhaltensstörungen gelernt, die Menschen betreffen können. Sie haben auch erfahren, wie abnorme Gewohnheiten, Störungen der Impulskontrolle, der Geschlechtsidentität und der sexuellen Entwicklung und Orientierung zu psychischen Problemen führen können. Sie haben sich mit den Ursachen, Symptomen und Behandlungsmöglichkeiten dieser Störungen auseinandergesetzt.

Ihre Aufgabe: Vertiefen Sie Ihr Wissen über Persönlichkeits- und Verhaltensstörungen (F6) durch weitere Recherchen oder Übungen.

Ich bin stolz auf Ihre Lernleistung und hoffe, dass Ihnen das Lernen Spaß gemacht hat. Vergessen Sie nicht, auch auf Ihre körperliche Gesundheit zu achten und sich heute etwas zu bewegen. Sport kann Ihnen helfen, Stress abzubauen und Ihre Stimmung zu verbessern.

Auf Wiedersehen, Ihre Sybille Disse

IHRE AUFGABE

Vertiefen Sie Ihr Wissen über Persönlichkeits- und Verhaltensstörungen (F6).

Erstellen Sie danach eine **grafische Übersicht** auf der kommenden Seite!

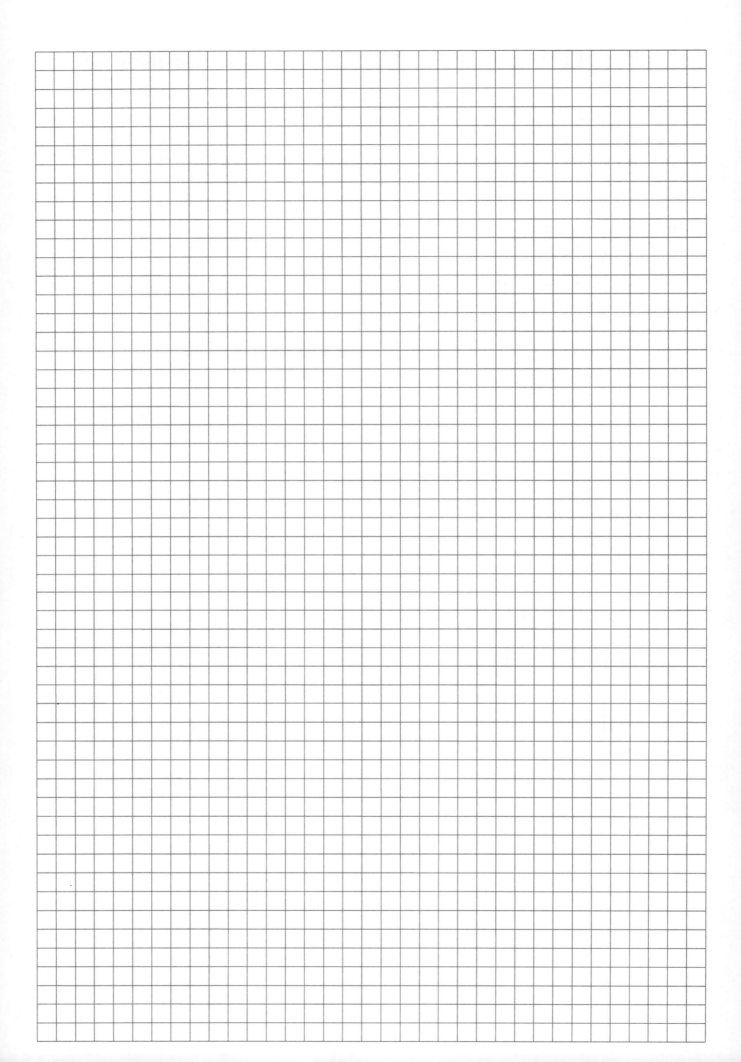

Lernstandscheck 12a

12.1	12.2	12.3	12.4	12.5	12.6	12.7
○○○	○○○	○○○	○○○	○○○	○○○	○○○
Persönlichkeits-störung	Big-Five-Modell	F60 Spezifische Persönlichkeits-störungen	F60.0 paranoide Persönlichkeits-störung	F60.1 schizoide Persönlichkeits-störung	F60.2 dissoziale Persönlichkeits-störung	F60.3 emotional instabile Persönlichkeitsst.

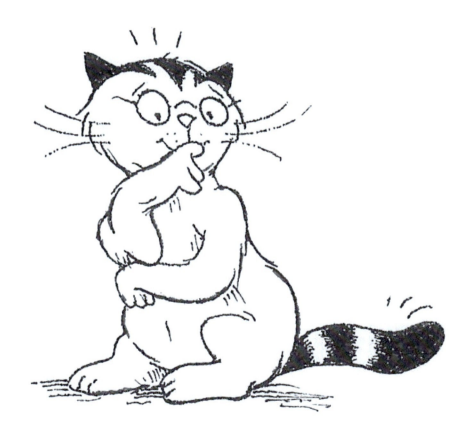

Lernstandscheck 12b

12.8	12.9	12.10	12.11	12.12	12.13	12.14
○○○	○○○	○○○	○○○	○○○	○○○	○○○
F60.30 E.i.P. vom impulsiven Typ	F60.31 E.i.P. vom Borderline-Typ	F60.4 histrionische Persönlichkeitsst.	F60.5 anankastische Persönlichkeitsst.	F60.7 abhängige Persönlichkeitsstörung	F60.8 sonstige spezifische Persönlichkeitsst.	F62 andauernde Persönlichkeitsänderungen
12.15	12.16	12.17	12.18	12.19	12.20	12.21
○○○	○○○	○○○	○○○	○○○	○○○	○○○
F62.0 and. P. nach Extrembelastung	F62.1 and. P. nach psy. Krankheit	F63 ab. G. & Störungen d. Impulskontrolle	F63.0 Pathologisches Spielen	F63.1 pathologische Brandstiftung	F63.2 pathologisches Stehlen	F63.3 Trichotillomanie
12.22	12.23	12.24	12.25	12.26	12.27	12.28
○○○	○○○	○○○	○○○	○○○	○○○	○○○
F63.8 s. ab. G. & Störungen d. Impulskontrolle	F64.0 Transsexualismus	F64.1 Transvestitismus	F64.2 Störung d. Geschlechtsid. d. Kindesalters	Ichdyston ichsynton	F65 Störungen der Sexualpräferenz	F65.0 Fetischismus
12.29	12.30	12.31	12.32	12.33	12.34	12.35
○○○	○○○	○○○	○○○	○○○	○○○	○○○
F65.1 Fetischistischer Transvestitismus	F65.2 Exhibitionismus	F65.3 Voyeurismus	F65.4 Pädophilie	F65.5 Sadomasochismus	F65.6 Störungen der Sexualpräferenz	F65.8 s. Störungen d. Sexualpräferenz
12.36	12.37	12.38	12.39	12.40	12.41	12.42
○○○	○○○	○○○	○○○	○○○	○○○	○○○
F66 p.u.V. in V. m.d. sexuellen E. & Orientierung	F66.0 sexuelle Reifungskrise	F66.1 ichdystone Sexualorientierung	F66.2 sexuelle Beziehungsstörung	F68.0 Entwicklung k.S. aus psy. Grü.	F68.1 artifizielle Störung	Münchhausen-by-proxy-Syndrom

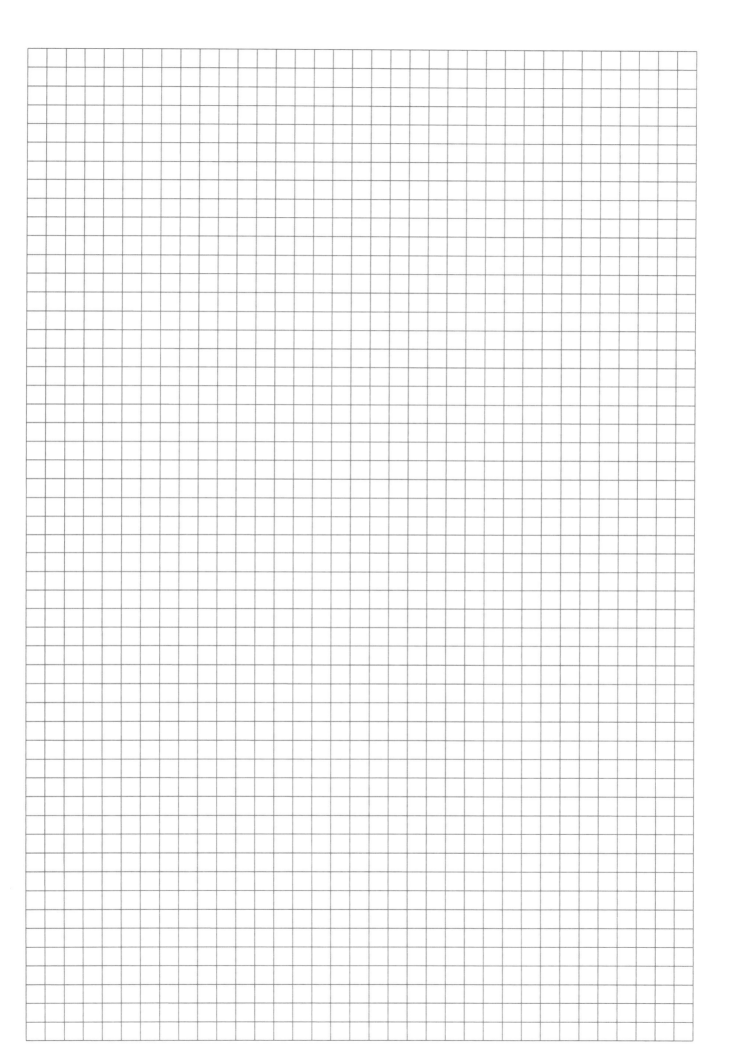

LEKTION 13: INTELLIGENZMINDERUNG

ABSCHLUSSAUFGABE

Liebe Lernende, lieber Lernender,

Sie haben das Kapitel «F7» über Intelligenzminderung erfolgreich bearbeitet. Nun wartet die Abschlussaufgabe auf Sie, in der Sie Ihr Wissen und Verständnis überprüfen und vertiefen können.

Die Aufgabe besteht darin, sich mit den verschiedenen Formen, Ursachen und Folgen von Intelligenzstörungen auseinanderzusetzen.

Ich bin mir sicher, dass Sie diese Herausforderung meistern werden, denn Sie haben bereits viel gelernt und gezeigt, dass Sie sich für dieses spannende Thema interessieren. Ich freue mich auf Ihre Lösungen und bin gespannt auf Ihre Erkenntnisse.

Ich wünsche Ihnen einen angenehmen und produktiven Lerntag. Vergessen Sie nicht, sich auch etwas Gutes zu tun und sich gesund zu ernähren. Wie wäre es zum Beispiel mit einem leckeren Obstsalat, der Sie mit Vitaminen versorgt und Ihren Gaumen verwöhnt? Probieren und genießen Sie!

Herzlichst, Ihre Sybille Disse

IHRE AUFGABE

Setzen Sie sich mit den Intelligenzminderungen (F7) auseinander.

Erstellen Sie danach eine **grafische Übersicht** auf der kommenden Seite!

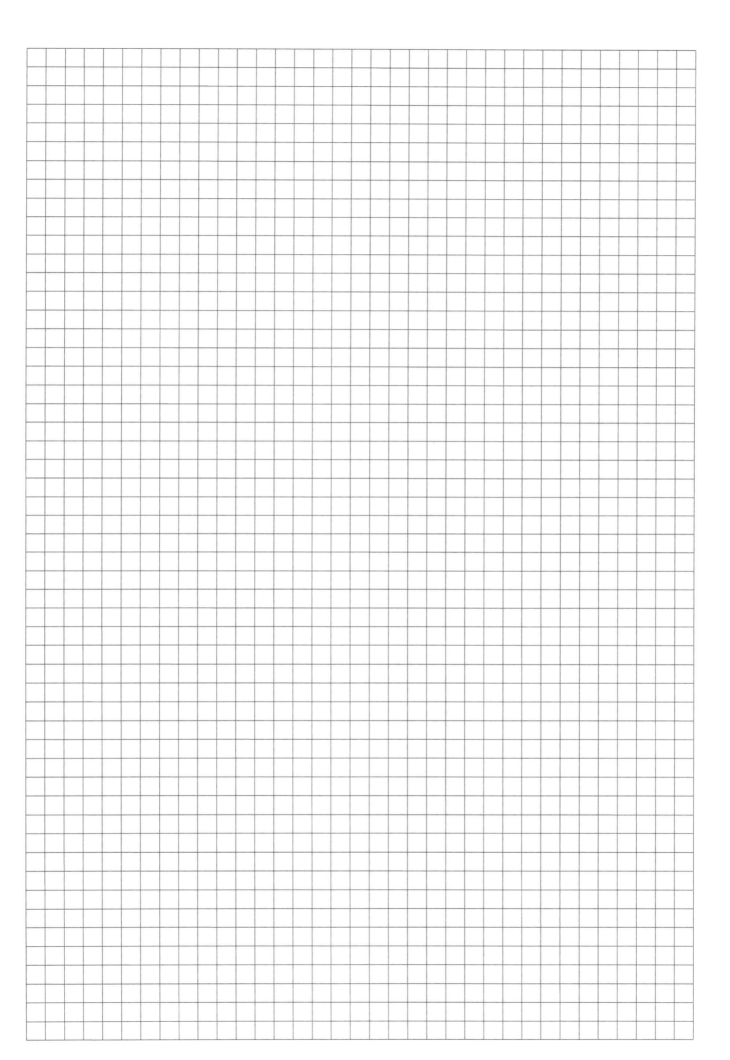

WORKBOOK Psyche zum Psychiatrie & Psychotherapie Grundlagenwissen

Lernstandscheck 13

13.1	13.2	13.3	13.4	13.5	13.6	13.7
○○○	○○○	○○○	○○○	○○○	○○○	○○○
Intelligenz-minderungen	F7	Bunte Fragen Intelligenz-minderungen	F70 leichte Intelligenz-minderung	F71 mittelgradige Intelligenz-minderung	F72 schwere Intelligenz-minderung	F73 schwerste Intelligenz-minderung

13.8	13.9
○○○	○○○
F74 dissoziierte Intelligenz	F78 andere Intelligenz-minderungen

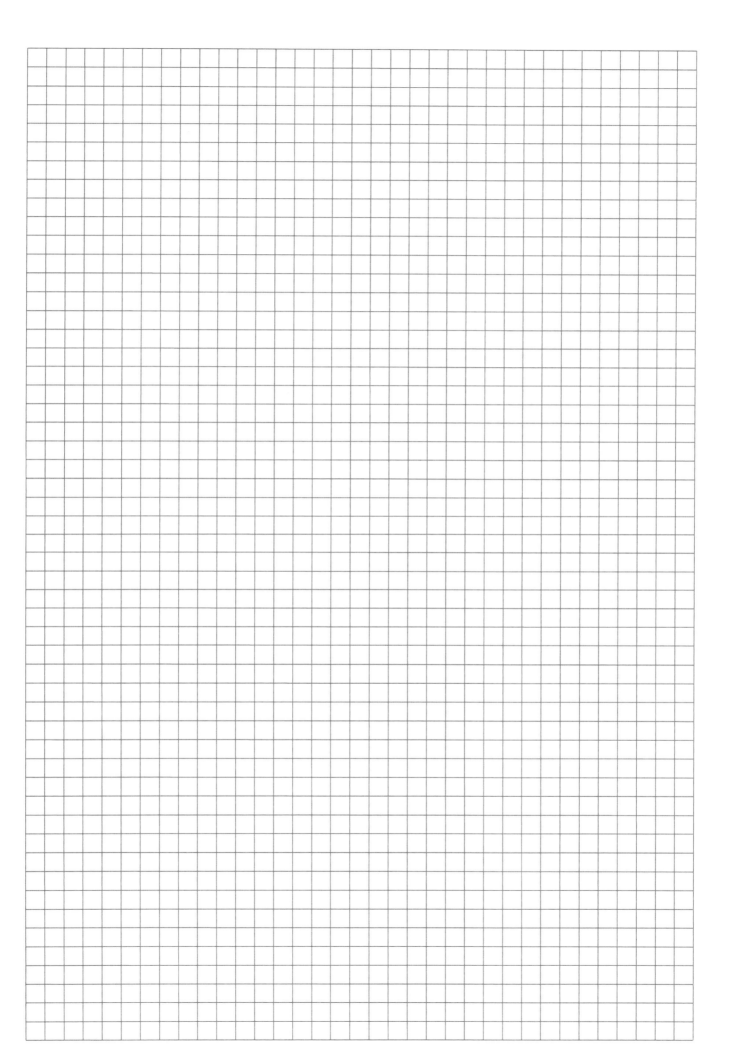

LEKTION 14: ENTWICKLUNGSSTÖRUNGEN

ABSCHLUSSAUFGABE

Liebe Lernende, lieber Lernender,

Sie haben das Kapitel «F8» über Entwicklungsstörungen erfolgreich bearbeitet. Herzlichen Glückwunsch! Nun werden Sie die Abschlussaufgabe zu diesem Kapitel bearbeiten. Diese Aufgabe ist eine wichtige Gelegenheit, Ihr Wissen zu vertiefen und zu überprüfen, ob Sie die Lernziele erreicht haben. Ich bin sicher, Sie werden diese Herausforderung meistern!

Die abschließende Aufgabe besteht darin, sich mit den verschiedenen Entwicklungsstörungen (F8) auseinanderzusetzen.

Ich wünsche Ihnen viel Erfolg und Spaß bei der Bearbeitung der Aufgabe. Sie haben bereits viel gelernt und können stolz auf sich sein! Vergessen Sie nicht, sich zwischendurch etwas Gutes zu tun und sich zu entspannen. Vielleicht können Sie heute auch jemandem eine kleine Freude machen und so Ihr Karma verbessern. Ich freue mich auf Ihre Lösungen und grüße Sie herzlich,

Ihre Sybille Disse

IHRE AUFGABE

Setzen Sie sich mit den Entwicklungsstörungen (F8) auseinander.

Erstellen Sie danach eine **grafische Übersicht** auf der kommenden Seite!

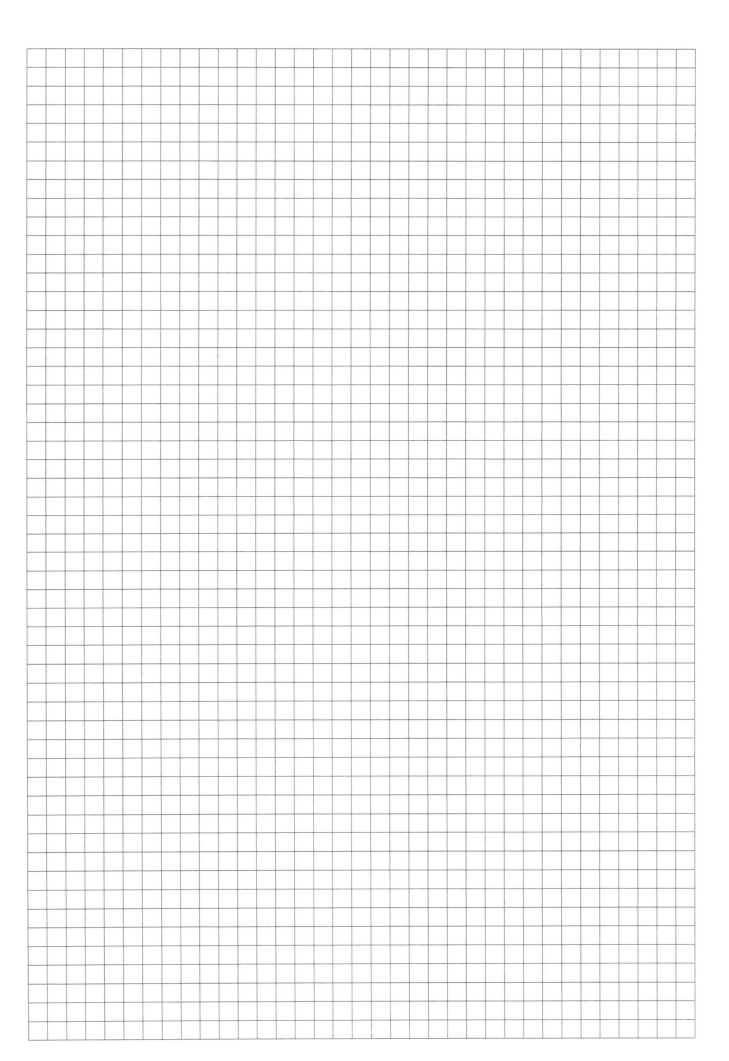

Lernstandscheck 14

14.1	14.2	14.3	14.4	14.5	14.6	14.7
○○○	○○○	○○○	○○○	○○○	○○○	○○○
Beginn in Kleinkindalter und Kindheit	F8	F80 Entwicklungs-störungen S&S	F80.0 Artikulations-störung	F80.1 expressive Spraachstörung	F80.2 rezeptive Sprachstörung	F80.3 Landau-Kleffner-Syndrom
14.8	**14.9**	**14.10**	**14.11**	**14.12**	**14.13**	**14.14**
○○○	○○○	○○○	○○○	○○○	○○○	○○○
F80.8 Sonstige E. des S&S	F81 u. Entwicklungs-störungen S.F.	F81.0 Lese- & Rechtschreib-störung	F81.1 isolierte Rechtschreib-störung	F81.2 Rechenstörung	F82 u. Entwicklungs-störungen m.F.	Weitere Entwicklungs-störungen
14.15	**14.16**	**14.17**	**14.18**	**14.19**	**14.20**	**14.21**
○○○	○○○	○○○	○○○	○○○	○○○	○○○
F83 u. Entwicklungs-störungen	F84 tief gr. Entwicklungs-störungen	F84.0 frühkindlicher Autismus	F84.1 atypischer Autismus	F84.2 Rett-Syndrom	F84.3 a.d. Störungen d. Kindesalters	F84.5 Asperger-Syndrom
14.22						
○○○						
Störungen d. Sprechens & der Sprache						

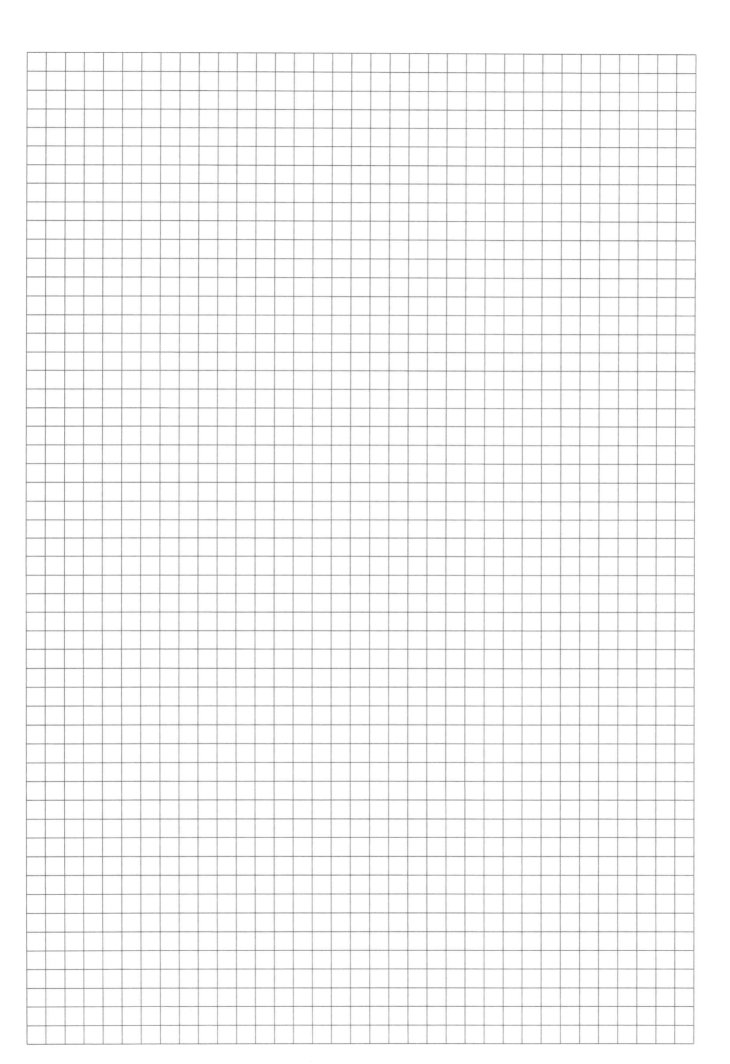

WORKBOOK Psyche zum Psychiatrie & Psychotherapie Grundlagenwissen

LEKTION 15: BEGINN IN KINDHEIT & JUGEND

ABSCHLUSSAUFGABE

Sie haben das Kapitel «F9» über Verhaltens- und emotionale Störungen, die in der Kindheit beginnen, erfolgreich bearbeitet. Sie haben gelernt, wie vielfältig und komplex diese Störungen sein können und welche Auswirkungen sie auf die Entwicklung und das Wohlbefinden von Kindern und Jugendlichen haben können. Für die Prüfung sollten Sie insbesondere mit den folgenden Störungsbildern vertraut sein: ADHS/ADS, Tourettesyndrom, Bettnässen/Einkoten. Sie kommen häufiger vor und sind für die Praxis relevanter als andere Störungen aus dem Bereich F9.

Ihre abschließende Aufgabe für dieses Kapitel besteht darin, die Verhaltens- und emotionalen Störungen im frühen Kindes- und Jugendalter (F9) zu vertiefen. Dazu können Sie verschiedene Quellen nutzen, z. B. Fachbücher, Fachartikel, Internetseiten oder Podcasts. Versuchen Sie, die Ursachen, Symptome, Diagnosekriterien und Behandlungsmöglichkeiten dieser Störungen zu verstehen und zu vergleichen. Sie können auch Fallbeispiele oder Erfahrungsberichte von Betroffenen oder Angehörigen lesen oder anhören, um einen persönlicheren Einblick zu erhalten.

Ich gratuliere Ihnen zu Ihrem Lernerfolg und wünsche Ihnen viel Spaß und Freude beim weiteren Lernen. Nutzen Sie auch die Gelegenheit, Ihren Horizont zu erweitern, indem Sie etwas Neues oder Interessantes erleben. Wie wäre es zum Beispiel heute mit etwas «Kulturellem»? Sie könnten ins Theater gehen, einen Vortrag hören, ein Museum besuchen oder etwas anderes tun, das Ihnen Spaß macht. Das gibt Ihnen nicht nur neue Impulse, sondern fördert auch Ihre Kreativität und Ihr Wohlbefinden.

Herzlichst, Ihre Sybille Disse

IHRE AUFGABE

Setzen Sie sich mit den Störungen mit Beginn in Kindheit und Jugend (F9) auseinander.

Erstellen Sie danach eine **grafische Übersicht** auf der kommenden Seite!

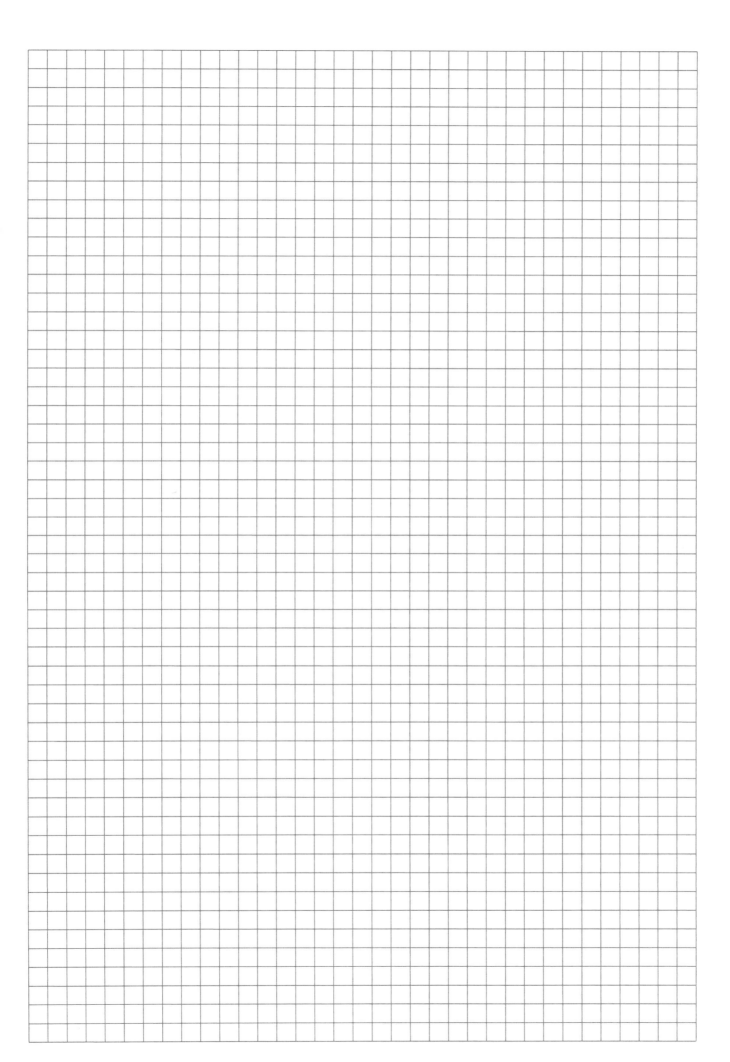

WORKBOOK Psyche zum Psychiatrie & Psychotherapie Grundlagenwissen

Lernstandscheck 15

15.1	15.2	15.3	15.4	15.5	15.6	15.7
○○○	○○○	○○○	○○○	○○○	○○○	○○○
F9	HKS ADHS	F90 Hyperkinetische Störungen	F91 Störungen des Sozialverhaltens	F93.0 E.S. mit Trennungsangst d. Kindesalters	F93.1 phobische Störung des Kindesalters	F93.2 St. m.s. Ängstlichkeit des Kindesalters
15.8	**15.9**	**15.10**	**15.11**	**15.12**	**15.13**	**15.14**
○○○	○○○	○○○	○○○	○○○	○○○	○○○
F93.3 e.St. mit Geschwister-rivalität	F94 St. sozialer Funktion m. Beginn in Ki.u.Ju.	F95 Ticstörungen	F98 Andere Verhaltens- u. emotionale St.	F98.0 nichtorganische Enuresis	F98.1 nichtorganische Enkopresis	F98.2 Fütterstörung im früh. Kindesalter
15.15	**15.16**	**15.17**	**15.18**	**15.19**	**15.20**	**15.21**
○○○	○○○	○○○	○○○	○○○	○○○	○○○
F98.3 Pica im Kindesalter	F98.4 stereotype Bewegungs-	F98.5 Stottern	F98.6 Poltern	F98.8 NNB	F98.80 ADS	Daumenlutschen
15.22	**15.23**	**15.24**				
○○○	○○○	○○○				
Masturbation	Nägelkauen	Nasebohren				

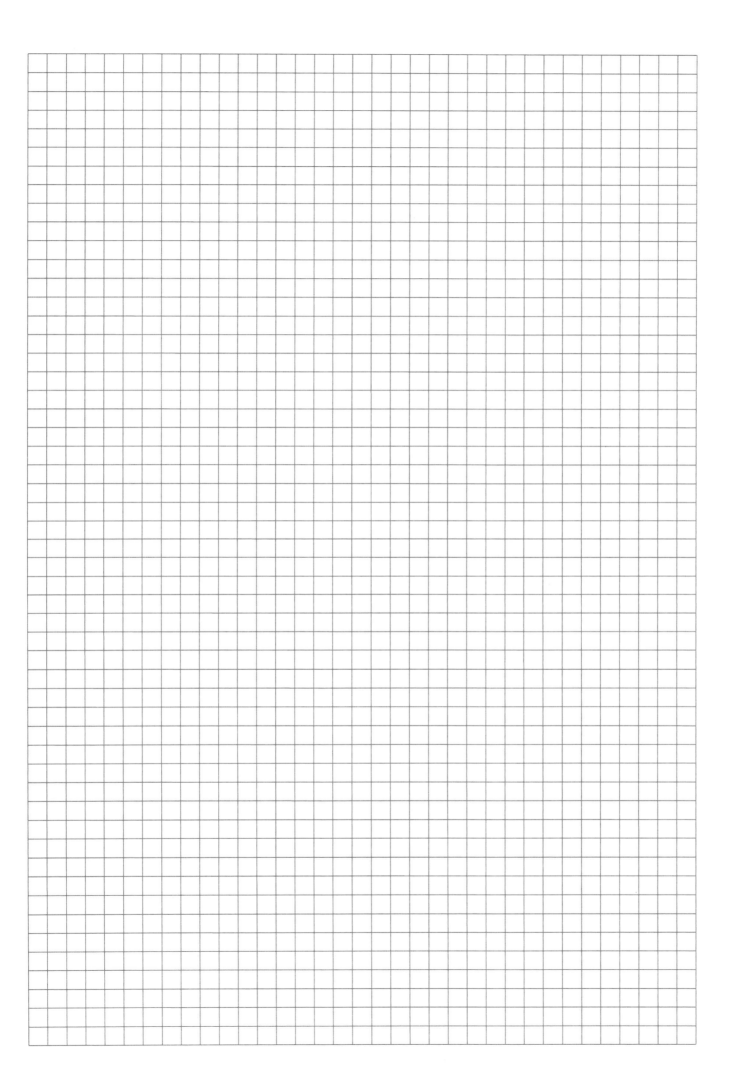

WORKBOOK Psyche zum Psychiatrie & Psychotherapie Grundlagenwissen

LEKTION 16: PSYCHIATRISCHE NOTFÄLLE

ABSCHLUSSAUFGABE

Herzlichen Glückwunsch, Sie haben das Kapitel «Psychiatrische Notfälle» erfolgreich abgeschlossen! Dieses Thema ist sehr wichtig und spannend, da es viele Menschen in unserer Gesellschaft betrifft. Sie haben viel gelernt und können nun in verschiedenen Situationen professionell und einfühlsam helfen.

Um Ihr Wissen zu festigen und zu vertiefen, empfehle ich Ihnen, sich Lernkarten für psychiatrische Notfälle anzufertigen. Damit können Sie jederzeit und überall Ihr Wissen auffrischen und sich optimal auf die Prüfung vorbereiten. Sie können die Lernkarten auch mit anderen teilen oder gemeinsam lernen, um sich gegenseitig zu motivieren und zu unterstützen.

Darüber hinaus ist es sehr sinnvoll, regelmäßig Erste-Hilfe-Kurse zu besuchen oder zu wiederholen, um im Notfall schnell und sicher handeln zu können. Erste Hilfe ist nicht nur für die Betroffenen, sondern auch für Sie selbst eine wichtige Ressource im Umgang mit belastenden Situationen.

Ihre Aufgabe: Setzen Sie sich intensiv mit psychiatrischen Notfällen (und Krisenintervention) auseinander und versuchen Sie, die wichtigsten Fakten und Handlungsschritte zu verinnerlichen.

Ich wünsche Ihnen einen produktiven und erfüllten Lerntag. Denken Sie auch an Ihre eigene Gesundheit und Kreativität und gönnen Sie sich zwischendurch Pausen und Belohnungen. Schreiben Sie sich eine positive Lernaffirmation, die Sie stärkt und inspiriert.

Herzlichst, Ihre Sybille Disse

IHRE AUFGABE

Setzen Sie sich mit den psychiatrischen Notfallsituationen auseinander.

Erstellen Sie danach eine **grafische Übersicht** auf der kommenden Seite!

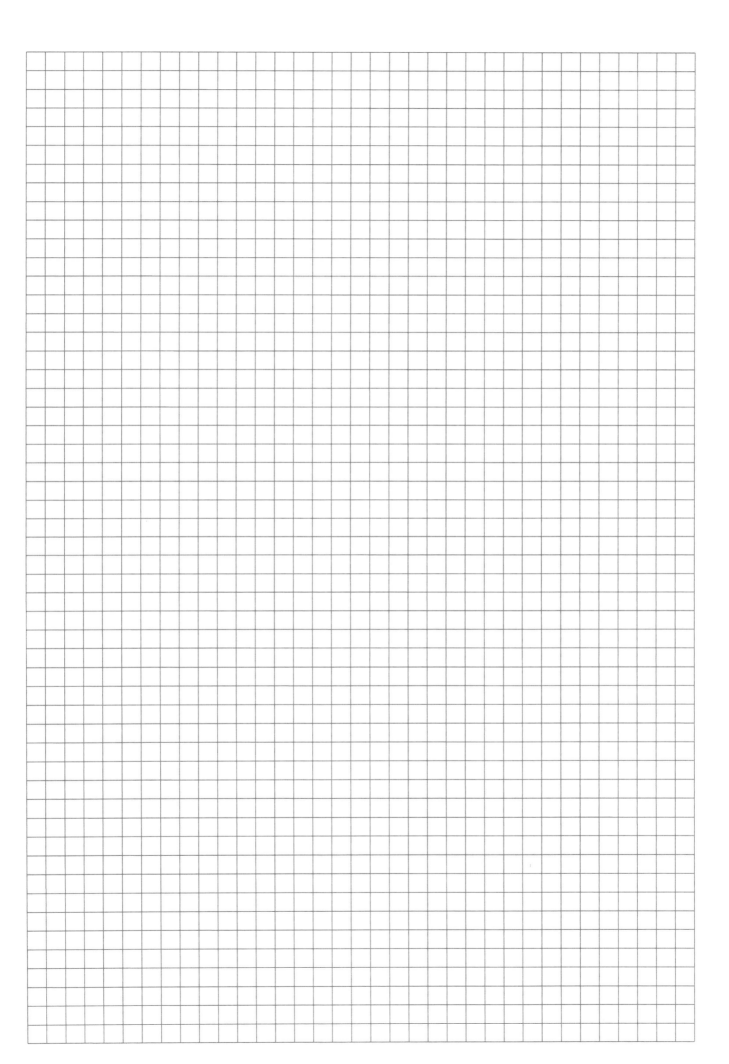

Lernstandscheck 16a

16.1	16.2	16.3	16.4	16.5	16.6	16.7
ooo	ooo	ooo	ooo	ooo	ooo	ooo
Notfall	Erste Hilfe in Notfällen	Sofortmaßnahmen im Notfall	Aufgaben Rettungsdienst	Aufgaben Krankenhaus	Patient in Wartezimmer	Lebensrettende Sofortmaßnahmen
16.8	16.9	16.10	16.11	16.12	16.13	16.14
ooo	ooo	ooo	ooo	ooo	ooo	ooo
Esmarch Handgriff	Vitalzeichen und Normwerte	DD Psychiatrischer Notfall & Krise	Ursachen psychiatrische Krise	Vorgehen beim medizinischen Notfall	Rautek-Rettungsgriff	Suzid
16.15	16.16	16.17	16.18	16.19	16.20	16.21
ooo	ooo	ooo	ooo	ooo	ooo	ooo
Häufigste Notfallsyndrome	Krisenintervention	Akute Notfalldiagnostik	Psychiatrischer Notfall Suizid	Auslöser Suizid	Risikogruppe Suizid	Risikogruppe Suizidversuche
16.22	16.23	16.24	16.25	16.26	16.27	16.28
ooo	ooo	ooo	ooo	ooo	ooo	ooo
Suizid europaweit	Risikofaktoren für einen Suizid	Erkennung der Suizidalität	Weg zum Suizid	Statistik Suzid	Stadien suizidaler Entw. Pöldinger	Präsuizidales Syndrom Ringel
16.29	16.30	16.31	16.32	16.33	16.34	16.35
ooo	ooo	ooo	ooo	ooo	ooo	ooo
Suizidales Achsensyndrom Mitterauer	Suizidformen	Krisenintervention als HPP	Suizidalität einschätzen	Therapie bei Suizidversuch	Suizidversuche in der Vita	Harte und weiche Methoden

Lernstandscheck 16b

16.36	16.37	16.38	16.39	16.40	16.41	16.42
○○○	○○○	○○○	○○○	○○○	○○○	○○○
Fehler im Umgang Suizid	4S	Akute Angst & Erregung	Akute Psychosen	Intoxikationen	Alkohol-intoxikation	Intoxikation mit Beruhigungs-mitteln

16.43	16.44	16.45	16.46	16.47	16.48	16.49
○○○	○○○	○○○	○○○	○○○	○○○	○○○
Intoxikation mit TZA	Intoxikation mit Lithiumsalzen	Notfälle durch Opiate	Kokain & Ampetamine	Cannabis & Halluzinogene	Delir	Katatone Syndrome

16.50	16.51	16.52	16.53
○○○	○○○	○○○	○○○
Verwirrtheits-zustände	DD perniziöse Katatonie & malig. neu. Syn.	Hyper-ventilations-tetanie	Bewusstseins-störungen

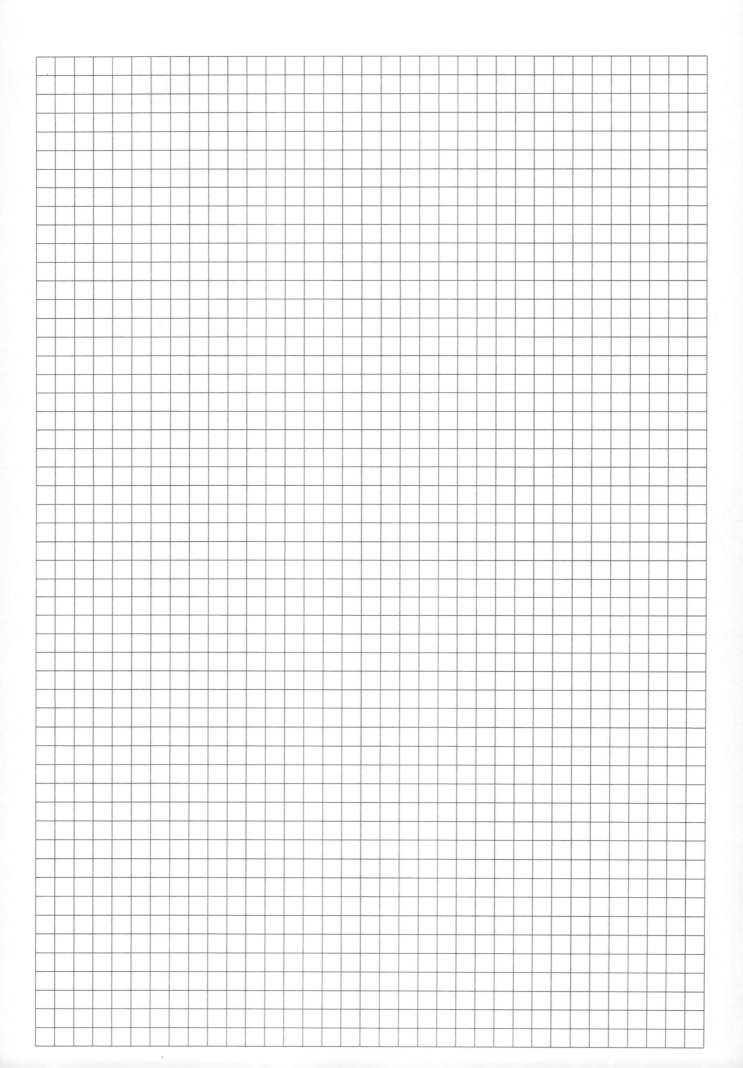

LEKTION 17: DIFFERENZIALDIAGNOSE

ABSCHLUSSAUFGABE

Herzlichen Glückwunsch, Sie haben das Kapitel «Differenzialdiagnose» erfolgreich abgeschlossen! Sie haben gelernt, psychische Störungen von Verhaltensstörungen zu unterscheiden, indem Sie verschiedene Kriterien und Hinweise beachten. Dies ist eine wichtige Fähigkeit für Ihre zukünftige Arbeit als Psychiater oder Psychotherapeut. Ich bin stolz auf Sie und Ihren Lernfortschritt!

Als Abschlussaufgabe für dieses Kapitel möchte ich Sie bitten, sich noch einmal intensiv mit der Differenzialdiagnose (DD) von psychischen und Verhaltensstörungen zu beschäftigen. Versuchen Sie, die DD anhand von Fallbeispielen oder eigenen Erfahrungen anzuwenden und zu überprüfen. Diskutieren Sie darüber mit Ihren Kommilitonen oder Kollegen und geben Sie sich gegenseitig Feedback. So vertiefen Sie Ihr Wissen und Ihre Kompetenzen in diesem spannenden Bereich.

Ich hoffe, Sie hatten viel Spaß beim Durcharbeiten dieses Kapitels und sind motiviert, weiter zu lernen. Ich wünsche Ihnen einen schönen Lerntag und viel Erfolg bei Ihrer weiteren Ausbildung. Denken Sie auch an Ihre Gesundheit und achten Sie auf Ihre Bedürfnisse. Was können Sie sich heute Gutes tun? Gönnen Sie sich eine Pause, machen Sie einen Spaziergang, treffen Sie sich mit Freunden oder genießen Sie einfach die Sonne. Sie haben es sich verdient!

Herzlichst, Ihre Sybille Disse

IHRE AUFGABE

Setzen Sie sich mit der Differenzialdiagnose auseinander.

Erstellen Sie danach eine **grafische Übersicht** auf der kommenden Seite!

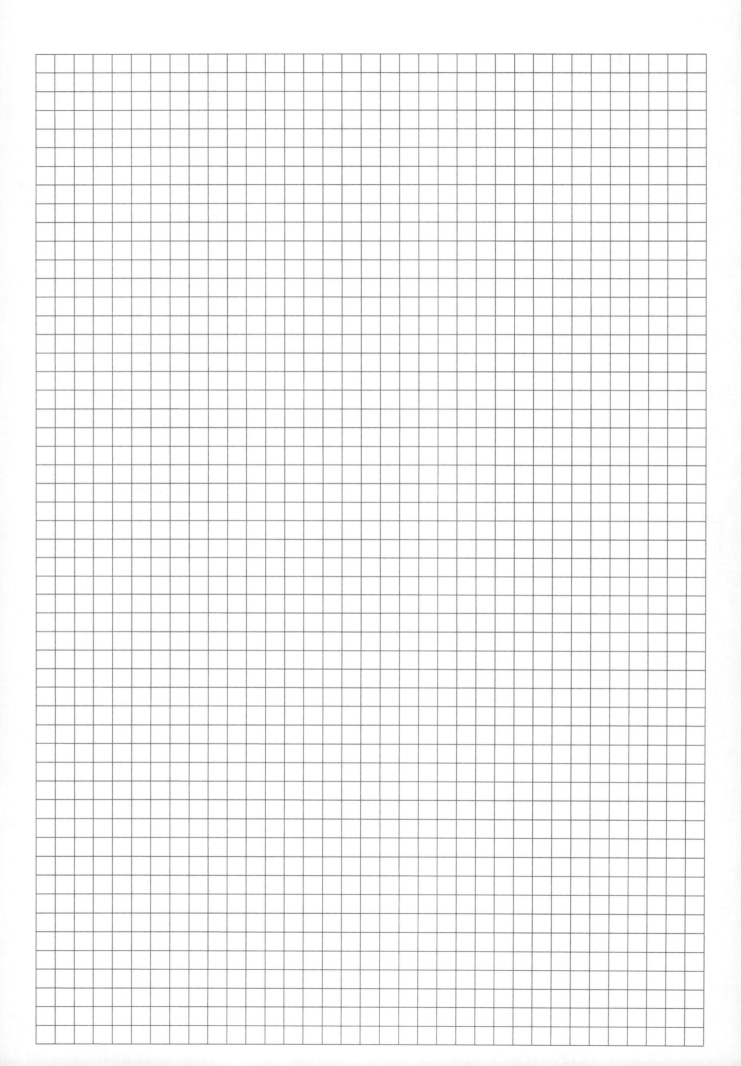

WORKBOOK Psyche zum Psychiatrie & Psychotherapie Grundlagenwissen

Lernstandscheck 17

17.1	17.2	17.3	17.4	17.5	17.6	17.7
○○○	○○○	○○○	○○○	○○○	○○○	○○○
DD	Syndrom	Symptom- & Syndromebene	Diagnose	Syndrome nach Hippius	Positiv- & Negativ-symptomatik	Syndrome nach AMDP

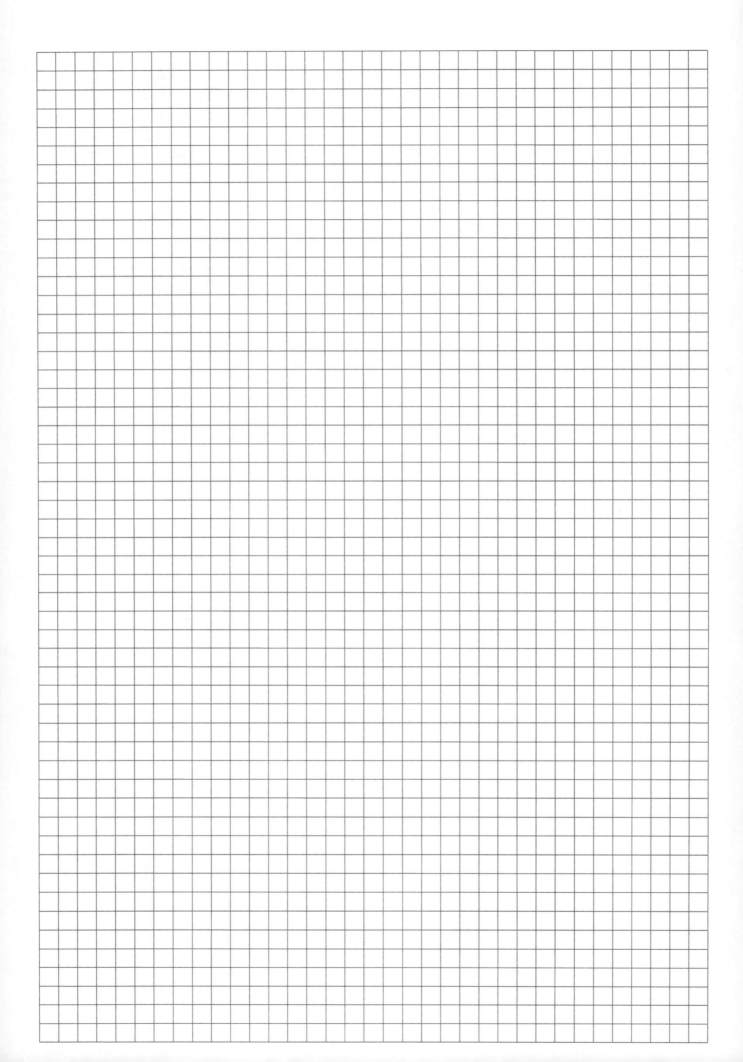

LEKTION 18: Psychopharmaka

Abschlussaufgabe

Als Abschlussaufgabe zum Kapitel «Psychopharmaka» möchte ich Sie bitten, sich mit Medikamenten im Bereich der Psyche zu beschäftigen. Diese sind für die Behandlung verschiedener psychischer Erkrankungen und Störungen sehr wichtig, aber auch mit Risiken und Nebenwirkungen verbunden. Ich hoffe, dass Sie in diesem Kapitel viel Interessantes und Nützliches erfahren haben und dass Sie Ihr Wissen in der Praxis anwenden können.

Ich gratuliere Ihnen zu Ihrem Lernerfolg und wünsche Ihnen einen angenehmen Lerntag. Denken Sie auch an Ihr Wohlbefinden und tun Sie sich etwas Gutes. Vielleicht können Sie heute mit einem lieben Menschen in Kontakt treten und sich austauschen. Dies kann sehr bereichernd und ermutigend sein.

Ihre Sybille Disse

IHRE AUFGABE

Setzen Sie sich mit den Psychopharmaka auseinander.

Erstellen Sie danach eine **grafische Übersicht** auf der kommenden Seite!

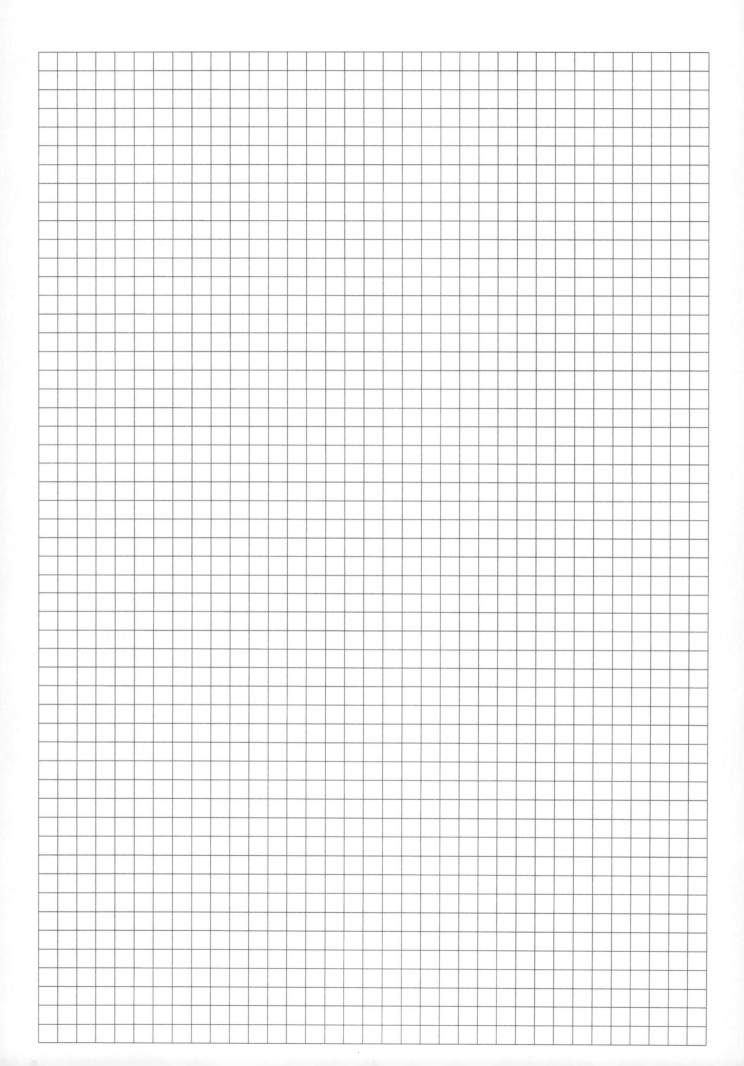

WORKBOOK Psyche zum Psychiatrie & Psychotherapie Grundlagenwissen

Lernstandscheck 18a

18.1	18.2	18.3	18.4	18.5	18.6	18.7
○○○	○○○	○○○	○○○	○○○	○○○	○○○
Psycho-pharmaka	Psycho-therapeutische Interventionen	Übersicht Psycho-pharmaka	Wirkung Psycho-pharmaka	Einsatzgebiete Psycho-pharmaka	Missbrauchs- & Abhängigkeits-potenzial	Psychopharmaka & Suizid
18.8	18.9	18.10	18.11	18.12	18.13	18.14
○○○	○○○	○○○	○○○	○○○	○○○	○○○
Wirkung Antidepressiva	Einsatzgebiete Antidepressiva	Wirklatenzzeit Erhaltungs-therapie	Kielholzschema	Übersicht Antidepressiva	Nebenwirkungen Antidepressiva	Antipsychotika
18.15	18.16	18.17	18.18	18.19	18.20	18.21
○○○	○○○	○○○	○○○	○○○	○○○	○○○
Wirkung Antipsychotika	Einsatzgebiet Antipsychotika	Zu beachten bei Antipsychotika	Unterscheidung Antipsychotika	Nebenwirkungen Antipsychotika	Wirkung Phasen-prophylaktika	Lithium
18.22	18.23	18.24	18.25	18.26	18.27	18.28
○○○	○○○	○○○	○○○	○○○	○○○	○○○
Intoxikation mit Lithium	Übersicht Phasen-prophylaktika	Nebenwirkungen Phasen-prophylaktika	Wirkung Anxiolytika, Seda. & Hypnot.	Einsatzgebiete Anxiolytika, Seda. & Hypnot.	Zu beachten Anxiolytika, Seda. & Hypnot.	Fraktionierter Entzug
18.29	18.30	18.31	18.32	18.33	18.34	18.35
○○○	○○○	○○○	○○○	○○○	○○○	○○○
Begriffsklärung Tranquilizer	Begriffsklärung Hypnotika	Übersicht Anxiolytika, Seda. & Hypnot.	Hangover-Effekt	Rebound-Phänomen	Nebenwirkungen Anxiolytika, Seda. & Hypnot.	Wirkung Antidementiva & Nootropika

Lernstandscheck 18b

18.36	18.37	18.38	18.39	18.40	18.41	18.42
○○○	○○○	○○○	○○○	○○○	○○○	○○○
Übersicht Antidementiva	Nebenwirkungen Antidementiva	Psychopharmaka bei Abhängigkeit	Substanzen bei Alkoholabhängigkeit	Wirkung Psychostimulanzien	Übersicht Psychostimulanzien	Nebenwirkungen Psychostimulanzien

18.43	18.44	18.45	18.46	18.47	18.48
○○○	○○○	○○○	○○○	○○○	○○○
Schwangerschaft & Stillzeit	Multimodale Therapie	Psychopharmaka Allgemein	Übersicht Psychopharmaka	Wirkung Psychopharmaka	Missbrauch & Abhängigkeit

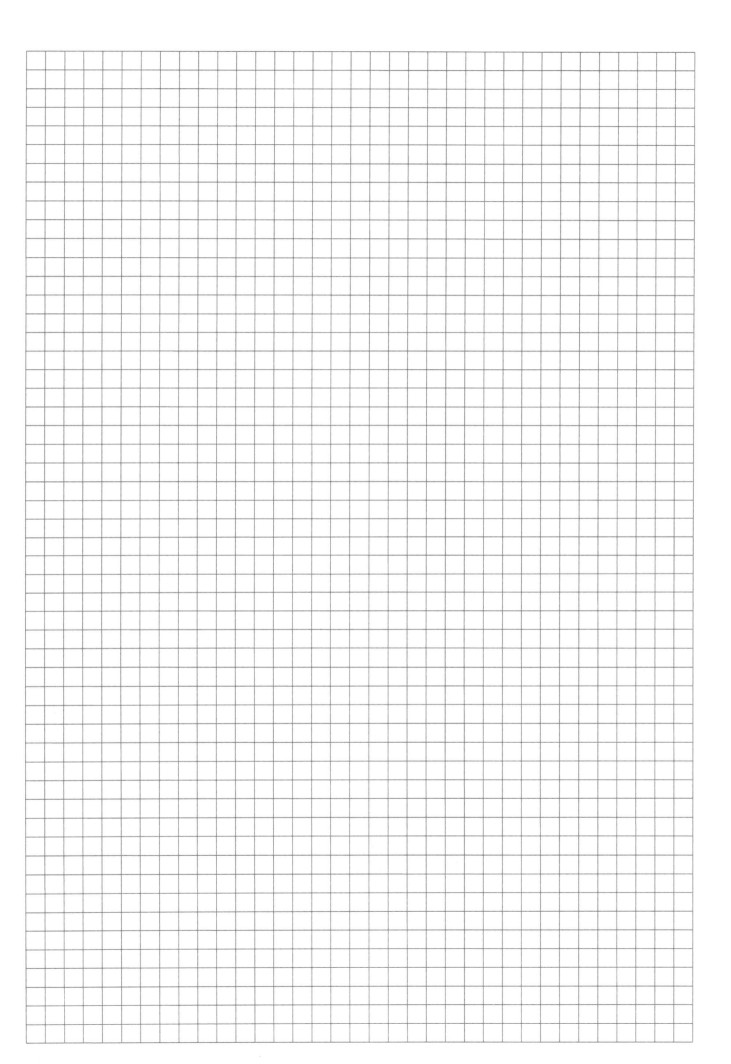

WORKBOOK Psyche zum Psychiatrie & Psychotherapie Grundlagenwissen

LEKTION 19: THERAPIEVERFAHREN

ABSCHLUSSAUFGABE

Herzlichen Glückwunsch, Sie haben das Kapitel «Therapieverfahren» fast geschafft!

Dieses Kapitel ist sehr wichtig und spannend, denn es zeigt Ihnen die verschiedenen Möglichkeiten, Menschen in schwierigen Situationen zu helfen.

Um das Gelernte zu vertiefen und zu verinnerlichen, empfehle ich Ihnen, kreative Lernmethoden anzuwenden. Eine davon ist, komplexe Zusammenhänge in Bildern oder Skizzen zu visualisieren. Das hilft Ihnen, die Informationen besser zu strukturieren und abzurufen.

Ihre Abschlussaufgabe für dieses Kapitel ist es daher, sich mit den verschiedenen Methoden & Verfahren (Therapieformen) auseinanderzusetzen und dazu kleine Lernskizzen zu erstellen. Diese müssen keine Kunstwerke sein, sondern sollen Ihnen lediglich helfen, das Wesentliche zu erfassen (quasi «Lernspickzettel»).

Ich bin sicher, Sie werden diese Aufgabe mit Bravour meistern. Ich freue mich auf Ihre Ergebnisse und Rückmeldungen. Ich wünsche Ihnen einen angenehmen und produktiven Lerntag. Vergessen Sie aber nicht, sich etwas Gutes zu tun und für Ihren Ausgleich zu sorgen. Wie wäre es, wenn Sie heute ein wenig Achtsamkeit in Ihren Tag einbauen? Das kann Ihnen helfen, sich zu entspannen und neue Energie zu tanken.

Alles Gute, Ihre Sybille Disse

IHRE AUFGABE

Setzen Sie sich mit den Psychotherapieverfahren auseinander.

Erstellen Sie danach eine **grafische Übersicht** auf der kommenden Seite!

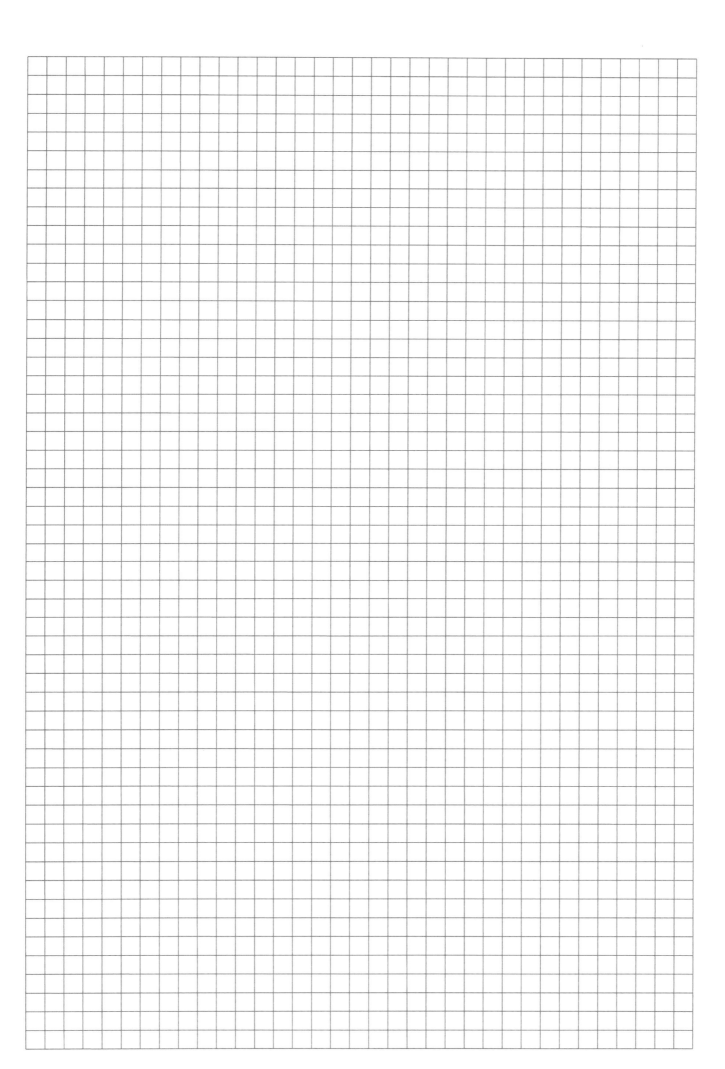

WORKBOOK Psyche zum Psychiatrie & Psychotherapie Grundlagenwissen

Lernstandscheck 19a

19.1	19.2	19.3	19.4	19.5	19.6	19.7
○○○	○○○	○○○	○○○	○○○	○○○	○○○
Therapietruhe	Psychotherapie	Therapiefreiheit Sorgfaltspflicht	HP & Psychotherapie	Anzahl der Therapie-verfahren	Psycho-therapeutische Richungen	Ziel der Psychotherapie
19.8	19.9	19.10	19.11	19.12	19.13	19.14
○○○	○○○	○○○	○○○	○○○	○○○	○○○
Stützende Verfahren	Aufdeckende Verfahren	Zudeckende Verfahren	Begleitende Therapie	Richtlinien-verfahren	Wissenschaftlich anerkannte Verfahren	WBP
19.15	19.16	19.17	19.18	19.19	19.20	19.21
○○○	○○○	○○○	○○○	○○○	○○○	○○○
Leitlinien	Psychotherapie als HPP	Erfolg der Psychotherapie	Psychoanalyse	Individual-psychologie nach Adler	Dynamische Psychotherapie nach Dührssen	Beispiele Tiefenpsychologie
19.22	19.23	19.24	19.25	19.26	19.27	19.28
○○○	○○○	○○○	○○○	○○○	○○○	○○○
Ziel der Psychoanalyse	Neo-Psychoanalyse	Kennzeichen der Tiefenpsychologie	Psycho-dynamische Psychotherapie	Instanzen-modell nach Freud	Konflikte	Übersicht Konflikte
19.29	19.30	19.31	19.32	19.33	19.34	19.35
○○○	○○○	○○○	○○○	○○○	○○○	○○○
Übertragungs-neurose	Neurotische Konflikt-verarbeitung	Psychosoziale Abwehr	Übertragung und Gegen-übertragung	Psychosexuelle Entwicklung	Fixierung in Phasen der Persönlichkeitse.	Grundregel Psychoanalyse

WORKBOOK Psyche zum Psychiatrie & Psychotherapie Grundlagenwissen

Lernstandscheck 19b

19.36	19.37	19.38	19.39	19.40	19.41	19.42
O O O	O O O	O O O	O O O	O O O	O O O	O O O
Setting Psychoanalyse	Abstinenzregel	Katharsis	Aufdeckung unbewusster Konflikte	Widerstand Psychoanalyse	Objekt-beziehungs-theorie	Abwehr-mechanismen
19.43	19.44	19.45	19.46	19.47	19.48	19.49
O O O	O O O	O O O	O O O	O O O	O O O	O O O
Gesunde Konflikt-verarbeitung	Carl Gustav Jung	Alfred Adler	Wilhelm Reich	Sándor Ferenczi	HPP & Psychoanalyse	IPT
19.50	19.51	19.52	19.53	19.54	19.55	19.56
O O O	O O O	O O O	O O O	O O O	O O O	O O O
Therapie-verfahren der VT	Indikationen Verhaltens-therapie	Vorgehensweise Verhaltens-therapie	Klassische Konditionierung	Löschung	Operante Konditionierung	Positive & negative Verstärkung
19.57	19.58	19.59	19.60	19.61	19.62	19.63
O O O	O O O	O O O	O O O	O O O	O O O	O O O
Systematische Desensibilisierung nach Wolpe	Kognitive Verhaltens-techniken	Humanistische Verfahren	Abraham Maslow	Systemische Verfahren	Indikationen systemische Therapie	Autogenes Training
19.64	19.65	19.66	19.67	19.68	19.69	19.70
O O O	O O O	O O O	O O O	O O O	O O O	O O O
Progressive Muskelrelaxation	Hypnose	Imaginations-verfahren	Medizinisch-biologische Verfahren	Primärtherapie nach Janov	Roborierende Therapie	Gesundmarsch

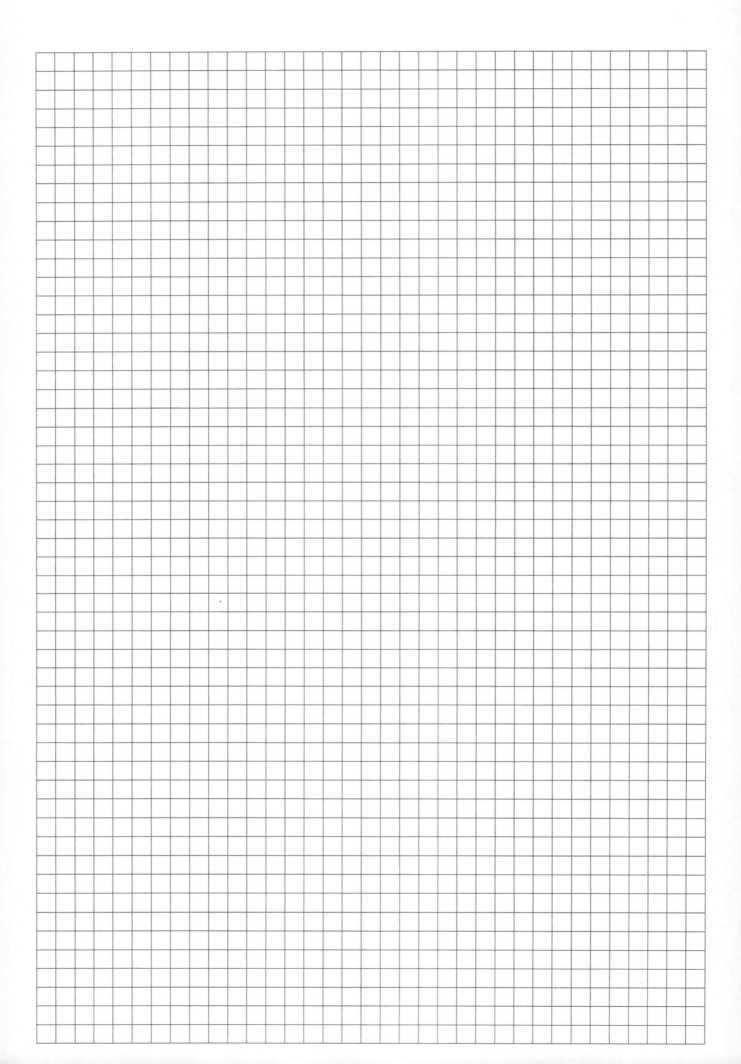

WORKBOOK Psyche zum Psychiatrie & Psychotherapie Grundlagenwissen

LEKTION 20: GESETZESKUNDE

ABSCHLUSSAUFGABE

Herzlichen Glückwunsch, Sie haben das Kapitel «Berufs- und Gesetzeskunde» erfolgreich abgeschlossen! Sie haben sich mit den wichtigsten Gesetzen und Vorschriften vertraut gemacht, die für Ihre Berufsausübung als Psychotherapeutin/Psychotherapeut relevant sind. Das ist eine tolle Leistung!

Um Ihr Wissen zu vertiefen und zu festigen, empfehle ich Ihnen, sich noch einmal mit den Gesetzen zu beschäftigen, die die Grundlage für Ihre Tätigkeit bilden. Das sind zum Beispiel das Psychotherapeutengesetz, das Heilpraktikergesetz oder die Berufsordnung für Psychotherapeuten. So können Sie sicher sein, dass Sie die rechtlichen Rahmenbedingungen Ihrer Arbeit kennen und einhalten.

Darüber hinaus sollten Sie auch die Gesetze im Blick haben, die Ihre Tätigkeit einschränken oder regeln. Dazu gehören zum Beispiel das Datenschutzgesetz, das Patientenrechtegesetz oder das Strafgesetzbuch. Diese Gesetze schützen Sie und Ihre Kundinnen und Kunden vor Missbrauch, Haftung oder Schaden.

Ihre Aufgabe: Beschäftigen Sie sich noch einmal intensiv mit der Berufs- & Gesetzeskunde und wiederholen Sie die wichtigsten Inhalte.

Ich bin sehr stolz auf Sie und Ihre Lernfortschritte. Sie haben alle 20 Kapitel des Kurses absolviert und sich damit ein enormes Wissen angeeignet. Das verdient große Anerkennung und eine besondere Belohnung. Gönnen Sie sich heute etwas Schönes, das Ihnen Freude macht und Ihnen guttut. Sie haben es sich verdient!

Mit herzlichen Grüßen, Ihre Sybille Disse

IHRE AUFGABE

Setzen Sie sich mit der Berufs- und Gesetzeskunde auseinander.

Erstellen Sie danach eine **grafische Übersicht** auf der kommenden Seite!

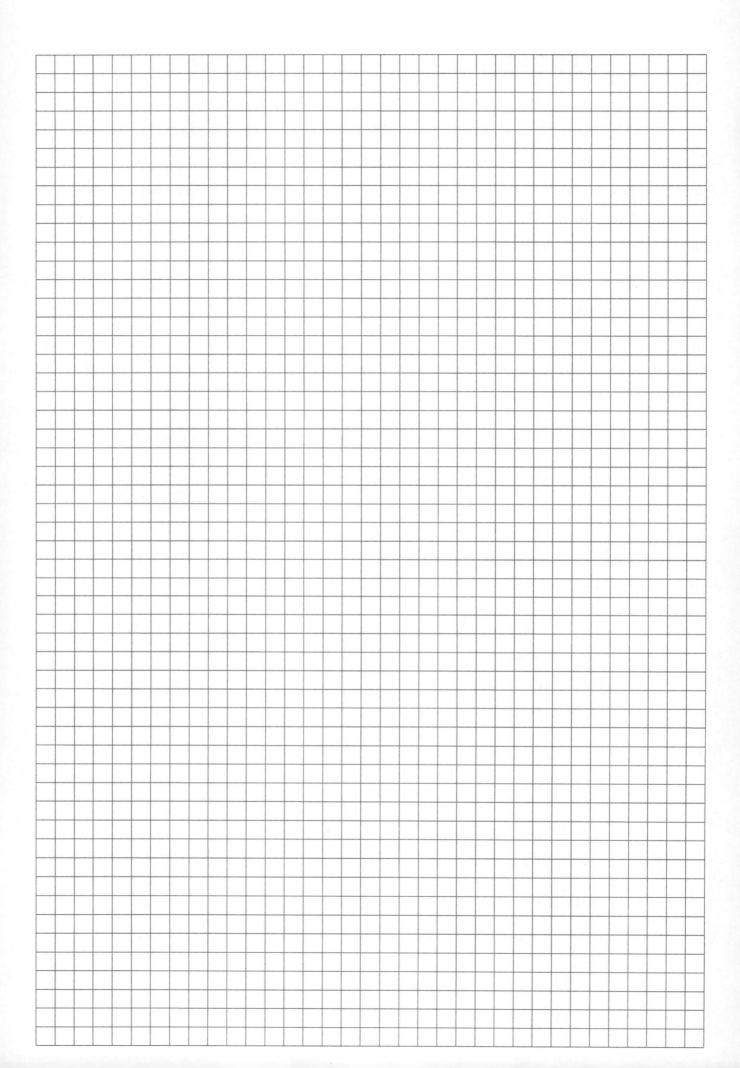

Lernstandscheck 20a

20.1	20.2	20.3	20.4	20.5	20.6	20.7
O O O	O O O	O O O	O O O	O O O	O O O	O O O
Gesetzeskunde Heilpraktiker-überprüfung	Relevante Gesetze HPP	Berufsordnung für Ärzte	Praxiseröffnung	Berufs-genossenschaft	Geschäftsbriefe	Patienten- & Steuerunterlagen
20.8	**20.9**	**20.10**	**20.11**	**20.12**	**20.13**	**20.14**
O O O	O O O	O O O	O O O	O O O	O O O	O O O
Honorar & Gebühr	Steuern	Steuerberater & Berufsverband	Buchführung	Kurierfreiheit	UWG & Werbegesetz	Heilkunde beim Menschen
20.15	**20.16**	**20.17**	**20.18**	**20.19**	**20.20**	**20.21**
O O O	O O O	O O O	O O O	O O O	O O O	O O O
Durchführungs-verordnung	Fernbehandlung	Heilpraktiker-gesetz	Berufsmäßig	Gewerbsmäßig	Ausübung der Heilkunde & Praktika	Praxisstandort
20.22	**20.23**	**20.24**	**20.25**	**20.26**	**20.27**	**20.28**
O O O	O O O	O O O	O O O	O O O	O O O	O O O
Zweck DV	Inhalt DV	Inhalte des HeilprG	Sorgfaltspflicht	Berufsordnung BOH	PsychThG	SGB
20.29	**20.30**	**20.31**	**20.32**	**20.33**	**20.34**	**20.35**
O O O	O O O	O O O	O O O	O O O	O O O	O O O
Unterbringung	Betreuungs-gesetz BtG	Zielgruppe BtG	Erforderlich-keitsgrundsatz	Schuldunfähigkeit Alter	Schuldunfähigkeit psy. Störung	Verminderte Schuldfähigkeit

WORKBOOK Psyche zum Psychiatrie & Psychotherapie Grundlagenwissen

Lernstandscheck 20b

20.36	20.37	20.38	20.39	20.40	20.41	20.42
O O O	O O O	O O O	O O O	O O O	O O O	O O O
Unterbringung psy. Krankenhaus	Unterbringung Entziehungsanstalt	Missbrauch von Schutzbefohlenen	Unterlassene Hilfeleistung	Gutachten mit rechtlicher Relevanz	Verhandlungen	Geschäfts- und Testierfähigkeit
20.43	20.44	20.45	20.46	20.47	20.48	20.49
O O O	O O O	O O O	O O O	O O O	O O O	O O O
Geschäftsfähigkeit	Möglichkeiten der Unterbringung	Grundgesetz GG	Zahnheilkundegesetz	Hebammengesetz	Arzneimittelgesetz	Betäubungsmittelgesetz
20.50	20.51	20.52	20.53	20.54	20.55	20.56
O O O	O O O	O O O	O O O	O O O	O O O	O O O
Heilmittelwerbegesetz HWG	Leichenschau & Totenschein	BGB	Behandler und Patient	HPP & HP	HPP vs. HP	HPP vs. Psychotherapeut
20.57						
O O O						
Straftaten						

WORKBOOK Psyche zum Psychiatrie & Psychotherapie Grundlagenwissen

Lernstands-Abschluss «Wie gehts jetzt weiter?»

Was ist zu tun? Wenn Sie bereits alle Kapitel durchhaben, schließen Sie nun Ihre Lücken. Wenn Sie noch nicht alle Kapitel durchhaben, arbeiten Sie bitte die fehlenden Themen nach!

Erarbeiten Sie sich eine Lerngrafik, Merkbild, Sketchnote, Mindmap oder Übersicht der Lerninhalte! Nutzen Sie hierzu gern die Bezeichnungen der 20 Kapitel aus dem Workbook (es handelt sich bei diesen Begriffen um Vorschläge, ergänzen Sie ggf. mit Ihren eigenen Gedanken nach Wunsch).

- Psychopathologie (unser Werkzeugkoffer) & Diagnostik (APT/O-Schema)

    Was müssen Sie noch vertiefen?

    o ....
    ....

- Psychiatrische Störungsbilder F0 bis F9 (ggf. mögen Sie einige Beispiele reinbringen, z. B. Demenz, Sucht, Schizophrenie, affektive Störungen, Ängste, Zwänge, Essstörungen, Persönlichkeitsstörungen, Kinder- & Jugendpsychiatrie)

    Was müssen Sie noch vertiefen?

    o ....
    ....

- Psychotherapieformen & Interventionen (Von Tiefenpsychologie bis Entspannung)

    Was müssen Sie noch vertiefen?

    o ....
    ....

- Psychopharmakotherapie (Arzneimittel im Bereich der Psyche)

    Was müssen Sie noch vertiefen?

    o ....
    ....

- Notfälle (Körperliche & Psychiatrische Notfälle, Krisenintervention, Suizidalität)

    Was müssen Sie noch vertiefen?

    o ....

- Berufsbild & Gesetze (die Rahmenbedingungen der Tätigkeit und zugleich das wichtigste Thema der Überprüfung!)

    Was müssen Sie noch vertiefen?

    o ....
    ....